Kohlhammer

Die Autor/-innen

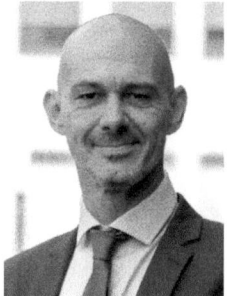

© Hochschule Niederrhein

Prof. Dr. rer. medic. Matthias Mertin ist Professor für Pflegewissenschaft an der Hochschule Niederrhein. Als wissenschaftlicher Mitarbeiter konzipierte er Patientenschulungen und -beratungen an der Universität Osnabrück. Hier konnte er umfangreiche praktische Erfahrungen in der Beratung und Schulung von über 3000 Patientinnen und Patienten sammeln. Von 2010 bis 2019 war er als Professor für Pflegewissenschaft mit dem Anwendungsschwerpunkt Beratung an der FH Bielefeld tätig und entwickelte dort u. a. gemeinsam mit Frau Prof. Müller und Kolleginnen ein Konzept zur Implementierung von Pflegegeleiteten Entscheidungsberatungen für Angehörige von Menschen mit Demenz. Seit 2019 lehrt er Pflegewissenschaft in einem dualen und in einem berufsbegleitenden Pflegestudiengang an der Hochschule Niederrhein. Bis heute ist er in der Durchführung von Patientenschulungen und -beratungen tätig. Prof. Mertin ist aktives Mitglied der Sektion Beraten, Informieren, Schulen (BIS) in der Deutschen Gesellschaft für Pflegewissenschaft e. V.

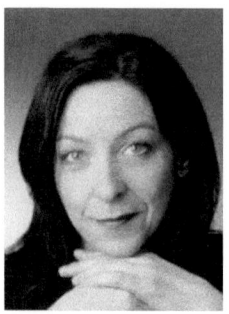

Prof. Dr. phil. Irene Müller ist Professorin für Pflegewissenschaft an der Fachhochschule Bielefeld. Nach ihrer Ausbildung zur diplomierten Gesundheits- und Krankenpflegerin in Innsbruck (Österreich) sammelte sie über 30 Jahre Berufserfahrung in unterschiedlichen klinischen und ambulanten Settings (Intensivpflegestationen, Transplantationschirurgie, Dialyse). Im Rahmen ihrer Dissertation hat sie sich auf das Belastungserleben von pflegenden Angehörigen sowie auf Entlastungsangebote (beispielsweise Beratung und Information zur Reduzierung von Wissensdefiziten) spezialisiert. Gemeinsam mit Prof. Mertin war sie an der Erarbeitung des Konzeptes zur Implementierung von Pflegegeleiteten Entscheidungsberatungen beteiligt.

Matthias Mertin/Irene Müller

Edukative Aktivitäten und Interventionen in der Pflege

Chronisch Kranke beraten, anleiten, schulen

Verlag W. Kohlhammer

Dieses Werk einschließlich aller seiner Teile ist urheberrechtlich geschützt. Jede Verwendung außerhalb der engen Grenzen des Urheberrechts ist ohne Zustimmung des Verlags unzulässig und strafbar. Das gilt insbesondere für Vervielfältigungen, Übersetzungen, Mikroverfilmungen und für die Einspeicherung und Verarbeitung in elektronischen Systemen.

Die Wiedergabe von Warenbezeichnungen, Handelsnamen und sonstigen Kennzeichen in diesem Buch berechtigt nicht zu der Annahme, dass diese von jedermann frei benutzt werden dürfen. Vielmehr kann es sich auch dann um eingetragene Warenzeichen oder sonstige geschützte Kennzeichen handeln, wenn sie nicht eigens als solche gekennzeichnet sind.

Es konnten nicht alle Rechtsinhaber von Abbildungen ermittelt werden. Sollte dem Verlag gegenüber der Nachweis der Rechtsinhaberschaft geführt werden, wird das branchenübliche Honorar nachträglich gezahlt.

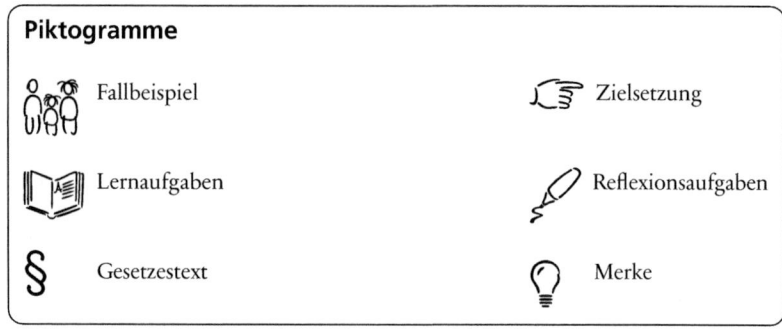

1. Auflage 2021

Alle Rechte vorbehalten
© W. Kohlhammer GmbH, Stuttgart
Gesamtherstellung: W. Kohlhammer GmbH, Heßbrühlstr. 69, 70565 Stuttgart
produktsicherheit@kohlhammer.de

Print:
ISBN 978-3-17-033792-3

E-Book-Formate:
pdf: ISBN 978-3-17-033793-0
epub: ISBN 978-3-17-033794-7
mobi: ISBN 978-3-17-033795-4

Für den Inhalt abgedruckter oder verlinkter Websites ist ausschließlich der jeweilige Betreiber verantwortlich. Die W. Kohlhammer GmbH hat keinen Einfluss auf die verknüpften Seiten und übernimmt hierfür keinerlei Haftung.

Vorwort

Noch nie hatten so viele Menschen die Möglichkeit, in einem guten Gesundheitszustand ein hohes Alter zu erreichen. Zugleich hat sich die Rolle von Patientinnen und Patienten in den letzten Jahrzehnten grundlegend geändert und entwickelt sich weg von einem paternalistischen hin zu einem partnerschaftlichen Verhältnis mit den verschiedenen Gesundheitsberufen. Obwohl mit zunehmendem Alter die Wahrscheinlichkeit einer chronischen Erkrankung ansteigt, so gibt es dennoch sehr viele Möglichkeiten, ein hohes Maß an relativer Gesundheit und Lebensqualität zu erhalten. Die Voraussetzung dafür ist, dass diese Menschen ihr alltägliches Leben und die krankheitsbedingten Erfordernisse in Übereinstimmung bringen. Unter anderem spielen eduaktive Aktivitäten bei der Versorgung von Menschen mit chronischen Erkrankungen eine wichtige Rolle, da sie ihr Selbstmanagement in hohem Maße fördern und eine zunehmende Evidenz für ihre Wirksamkeit vorliegt. Der Profession Pflege kann dabei eine übergeordnete Rolle zukommen, da sie im Vergleich zu anderen Berufsgruppen eine hohe Alltagsnähe sowohl zu chronisch kranken oder pflegebedürftigen Menschen als auch zu ihren Angehörigen hat. Zugleich verbringen Pflegefachkräfte viel Zeit im direkten Kontakt mit Patientinnen und Patienten, was zu einem hohen Vertrauen führt und das Arbeitsbündnis fördert. Insbesondere bei chronischen Erkrankungen ist es für Menschen wichtig, mit der Erkrankung vor allem langfristig gut und möglichst ohne Komplikationen leben zu können. Hierzu braucht es eduaktive Aktivitäten, die das Selbstmanagement fördern und somit das Krankheitsmanagement unterstützen.

Das vorliegende Buch hat sich zwei Ziele gesetzt. Zum einen sollen moderne edukative Interventionen aufgezeigt werden, die das Selbstmanagement von Patientinnen und Patienten mit einer chronischen Erkrankung fördern können. Zum anderen ist es das Ziel des Buches, neue Handlungsfelder für akademisch qualifizierte Pflegekräfte aufzuzeigen.

Dem Buch ist ein intensiver Diskussionsprozess im Hinblick auf die Auswahl der Inhalte vorausgegangen. Hierfür bedanken wir uns bei vielen Kolleginnen und Kollegen. Ansatzpunkt war sehr oft die Frage, ob sich das Buch an den bekannten Inhalten zu den Themen Beraten, Informieren und Schulen in der Pflege orientieren solle. Letztendlich haben wir uns dafür entschieden, dem Konzept der Selbstmanagementunterstützung als übergeordnetes Ziel der Patientenedukation zu folgen und dies im vorliegenden Buch deutlich zu machen. Einige der vorgestellten Selbstmanagementförderungen sind in Deutschland nicht neu. Patientenschulungen haben seit langem eine Tradition in der Versorgung von Menschen mit chronischen

Erkrankungen. Neu ist hierbei, dass diese als ein möglicher Arbeitsbereich von Pflegekräften aufgegriffen werden. Dies ist sicherlich der Tatsache geschuldet, dass einer der beiden Autoren seit 15 Jahren seine pflegerische, pflegewissenschaftliche und pflegepädagogische Expertise in die Entwicklung, Implementierung und Evaluation von Patientenschulungen eingebracht und auch zugleich dort entwickelt hat.

Zu den Themen Beratung, Informieren, Schulen und Anleiten liegen bereits mehrere exzellente Lehrbücher vor, die für die Pflegepraxis verschiedene Möglichkeiten und Methoden aufzeigen. Aus unserer Sicht hätte es keinen Sinn gemacht, das bereits zur Verfügung stehende Wissen erneut aufzugreifen, wir verweisen jedoch in den jeweiligen Kapiteln auf diese Bücher. Zugleich ist es uns wichtig, dem bestehenden Wissen Neues hinzuzufügen. Deshalb haben wir aus einer Vielzahl möglicher Bereiche diejenigen ausgewählt, mit denen wir selbst bereits praktisch in Kontakt gekommen sind oder die wir für relevant und zukünftig umsetzbar halten.

Einige der im Buch aufgegriffenen Möglichkeiten der Selbstmanagementförderung haben für Deutschland einen eher innovativen Charakter. Dies betrifft insbesondere die Entscheidungsberatung. Wir hoffen, einen Beitrag dazu leisten zu können, diese Innovationen im Feld der professionellen Pflege bekannt zu machen und für deren Wichtigkeit zu sensibilisieren.

Den Autoren ist bewusst, dass nicht alle aufgezeigten Felder gegenwärtig im deutschsprachigen Raum existieren. Trotzdem ist es uns wichtig, mögliche zukünftige und im Ansatz bereits bestehende Arbeitsbereiche vorzustellen. Gerade in einem sich schnell und stark verändernden Gesundheitswesen mit einer Zunahme an akademisch qualifizierten Gesundheitsberufen ist es Absolventinnen und Absolventen möglich, nicht nur in das Berufsfeld einzumünden, sondern es auch verantwortlich und aktiv mitzugestalten. Die eigenen Erfahrungen in der Qualifizierung von akademischen Pflegefachkräften hat uns gezeigt, dass diese in der Lage sind, Probleme in der Umsetzung des Selbstmanagements in der Praxis zu erkennen, dafür Lösungsansätze zu entwickeln und in der Auseinandersetzung mit weiteren Verantwortlichen auf Augenhöhe mit Patientinnen und Patienten umzusetzen. Bei der Verbreitung von Innovationen sind Kommunikationsprozesse das entscheidende Medium. Diese beinhalten sowohl jene mit chronisch kranken Menschen als auch intra- und interprofessionelle Kommunikationsprozesse. Dazu möchten wir mit diesem Buch beitragen.

Matthias Mertin und Irene Müller   Juli 2020

Inhalt

Vorwort 5

1 Chronische Erkrankungen und Patientenedukation 11
Irene Müller, Matthias Mertin

- 1.1 Praxisbeispiel 11
- 1.2 Edukative Interventionen 12
- 1.3 Die Bedeutung chronischer Erkrankungen für das Handlungsfeld der professionellen Pflege 16
  - 1.3.1 Kennzeichen chronischer Erkrankungen 16
  - 1.3.2 Notwendigkeit von Patientenedukation 17
- 1.4 Aufgaben und Kompetenzen von Pflegefachpersonen 19
  - 1.4.1 Erweiterte Kompetenzen von akademisch qualifizierten Pflegefachpersonen 19
  - 1.4.2 Experteneinschätzungen zu zukünftigen Aufgabenbereichen von Pflegefachpersonen 21
- 1.5 Übergeordnete Ziele der Patientenedukation 21
  - 1.5.1 Berücksichtigung von Patientenpräferenzen 22
  - 1.5.2 Partizipation 23
  - 1.5.3 Shared Decision Making 25
  - 1.5.4 Problemlösungskompetenz 27
  - 1.5.5 Adhärenzförderung 29
- 1.6 Fazit 31
- Literatur 32

2 Health Literacy 36
Irene Müller

- 2.1 Praxisbeispiel 36
- 2.2 Einführung 37
- 2.3 Was ist Health Literacy? 38
- 2.4 Die Bedeutung von Health Literacy in der Pflege ... 39
- 2.5 Nationaler Aktionsplan 41
- 2.6 Die Bedeutung von Health Literacy im Kontext chronischer Erkrankungen 44
- 2.7 Vulnerable Gruppen 47

	2.8	Strategien und Methoden zur Förderung von Health Literacy	48
		2.8.1 Instrumente, die Beraterinnen und Beratern dabei helfen, Ratsuchende mit geringer Gesundheitskompetenz zu erkennen	49
		2.8.2 Gesprächstechniken	50
		2.8.3 Instrumente zur Erstellung bzw. Beurteilung schriftlicher Gesundheitsinformationen	51
		2.8.4 Methoden für die Gesprächsführung im strukturierten Beratungsgespräch	53
	2.9	Patienten-Informations-Zentren in Deutschland (PIZ)	54
		2.9.1 Inhaltliche Schwerpunkte von Patienten-Informations-Zentren	55
	2.10	Fazit	58
	Literatur		59
3	**Strukturierte Schulungsprogramme**		**62**

Matthias Mertin, Irene Müller

	3.1	Praxisbeispiel	62
	3.2	Einleitung	64
		3.2.1 Ziele und Wirkungsweise	65
		3.2.2 Wirkmodell	68
		3.2.3 Wirksamkeit von Patientenschulungen	68
		3.2.4 Aktuelle Schulungspraxis	69
	3.3	Theoriebasierung	72
		3.3.1 Motivationale Modelle	73
		3.3.2 Volitionale Modelle	73
		3.3.3 Stadien- oder Stufenmodelle	74
	3.4	Didaktik und Implementierung von Patientenschulungen	79
		3.4.1 Umsetzung von Patientenschulungen	79
		3.4.2 Informationsvermittlung	80
		3.4.3 Nutzung empirischer Ergebnisse aus der Bildungsforschung	81
		3.4.4 Motivierung zum Abbau von Risikoverhalten und zu einem gesundheitsförderlichen Lebensstil	83
		3.4.5 Erwerb von Fertigkeiten	85
	3.5	Anleitung	87
		3.5.1 Vier-Stufen-Methode	88
		3.5.2 Cognitve Apprenticeship	88
		3.5.3 Modeling mit Metalog	90
	3.6	Mikroschulungen	91
	3.7	Fazit	95
	Literatur		96

| 4 | **Self-Care-Support** | 100 |

Matthias Mertin, Irene Müller

	4.1	Praxisbeispiel	100
	4.2	Konzept und Definition	102
	4.3	Self-Care-Theorie bei chronischen Erkrankungen	104
		4.3.1 Schlüsselelemente der Theorie	105
		4.3.2 Self-Care-Maintenance	105
		4.3.3 Self-Care-Monitoring	106
		4.3.4 Self-Care-Management	106
		4.3.5 Beeinflussende Faktoren	107
		4.3.6 Bedingungen für ein erfolgreiches Self-Care-Management	108
	4.4	Selbstmanagementunterstützung – Strategien und Interventionen	109
	4.5	Vermittlung von geeigneten Informationen	110
		4.5.1 Schriftliche Informationen	110
		4.5.2 Handlungspläne/Stoplight Action Plans	112
		4.5.3 Patientenlogbücher/Patient Held Records	112
	4.6	Motivational Interviewing	117
		4.6.1 Prozesse des Motivational Interviewings	122
		4.6.2 Techniken zur Durchführung des Motivational Interviewings	123
		4.6.3 Erstellung eines Änderungsplans	124
		4.6.4 Anwendungsbereiche & Wirksamkeit	124
	4.7	Beratung	125
	4.8	Fazit	132
	Literatur		133

| 5 | **Pflegegeleitete Entscheidungsberatungen** | 135 |

Matthias Mertin, Irene Müller

	5.1	Praxisbeispiel	136
	5.2	Informierte partizipative Entscheidungsfindung	136
		5.2.1 Die Pflegediagnose »Entscheidungskonflikt«	137
		5.2.2 Partizipative Entscheidungsfindung	139
		5.2.3 Beteiligung der Patientinnen und Patienten	140
		5.2.4 Methoden und Hilfsmittel	141
		5.2.5 Interprofessionelle Praxis der gemeinsamen informierten Entscheidungsfindung	144
	5.3	Decision Coaching	145
		5.3.1 Das Entwicklungs- und Forschungsprojekt SPUPEO	147
		5.3.2 Das Entwicklungs- und Forschungsprojekt DECIMS	150

5.4	Ein Ausblick auf die Umsetzung von Decision Coaching in Deutschland	152
5.5	Umsetzungsmöglichkeiten im Rahmen der Pflegeberatung	153
5.6	Fazit	155
	Literatur	157

Register **159**

1 Chronische Erkrankungen und Patientenedukation

Irene Müller, Matthias Mertin

Das Ziel des ersten Kapitels ist es, einerseits die Bedeutung der wachsenden Anzahl chronisch kranker Menschen und die daraus resultierenden Auswirkungen auf ihr alltägliches Leben darzustellen und andererseits Möglichkeiten aufzuzeigen, die den betroffenen Menschen ein Leben mit ihrer chronischen Erkrankung mit einer möglichst hohen Lebensqualität ermöglichen sollen. Dazu werden vorerst die gesetzlichen Rahmenbedingungen und die erweiterten Kompetenzen von akademisch ausgebildeten Pflegefachpersonen im Rahmen von Patientenedukation beschrieben sowie auf Konzepte, Strategien und übergeordnete Ziele der Patientenedukation eingegangen. Die gesellschaftlichen Entwicklungen der vergangenen Jahrzehnte haben unter anderem dazu geführt, dass Patientinnen und Patienten an ihren gesundheitsbezogenen Entscheidungen partizipieren wollen und ihre Präferenzen berücksichtigt werden. Das Leben mit einer chronischen Erkrankung bedeutet unter anderem, Symptome richtig einzuschätzen und daraus resultierende Probleme zu lösen. Das Leben mit einer chronischen Erkrankung zieht unter anderem auch die korrekte Einnahme bzw. Applikation von Medikamenten nach sich und ist somit mit adhärentem Verhalten verbunden. Schließlich sind diese Menschen mit grundlegenden Veränderungen in ihrem Selbstpflegeverhalten konfrontiert.

1.1 Praxisbeispiel

Der Pflegestudierende Adam N.[1] befindet sich im 6. Semester seines dualen Pflegestudiums und ist aktuell auf einer internistischen Station eingesetzt. In den vergangenen Tagen hat er u. a. Frau Beier betreut, eine 57-jährige Diabetikerin, die in den vergangenen Jahren mehrmals wegen aufgetretener Hypoglykämien stationär behandelt wurde. Frau Beier hat ihm in einem Gespräch verraten, dass sie sich gern mit Freundinnen zum Kartenspielen trifft und dabei auch mal ein Glas Wein und Eierlikör trinkt. Und ein Stück Kuchen gäbe es da auch häufiger. Während einer

---

1 Alle im Buch erwähnten Namen sind fiktiv und haben keinen Bezug zu realen Personen.

Dienstübergabe spricht Adam an, dass er von Frau Beier gehört habe, dass ihr Zielblutzucker bei ungefähr 110 mg/dl liegen soll. Im Rahmen seines Studiums habe er jedoch gelernt, dass nach aktuellen Erkenntnissen zu niedrige Blutzuckerzielgrenzen die Gefahr von Hypoglykämien erhöhen. Seiner Meinung nach müsse die Patientin im Hinblick auf das Blutzuckermanagement beraten werden. Daraufhin meldet sich eine Kollegin zu Wort und weist Adam Nowak darauf hin, dass für die Beratung der Diabetes-Patienten die Stationsärztin zuständig sei.

Als er wieder in einer Theorie-Phase in der Hochschule ist, spricht er dies bei seinen Mitstudierenden an, da er selbst bisher der Meinung war, dass Patientenedukation ein wichtiger Teil der professionellen Pflege sei. Unter seinen Mitstudierenden sehen das jedoch nicht alle so. Einige meinen, dass kleinere Beratungstätigkeiten durchaus von Fachpflegepersonen übernommen werden könnten, aber so etwas wie Patientenschulungen sei dann doch eher die Aufgabe von Ärztinnen und Ärzten.

1.2 Edukative Interventionen

Erhöhter Bedarf an edukativen Unterstützungsmaßnahmen

Edukative Aktivitäten und Interventionen gelten schon seit längerer Zeit als zentrale Bestandteile einer professionellen Pflegepraxis. Bereits mit der Einführung des Krankenpflegegesetzes im Jahr 2003 wurden neue Anforderungen an die Ausbildung in der Gesundheits- und Krankenpflege formuliert, in denen der Beratung und Anleitung von Patientinnen und Patienten ein besonderer Stellenwert zukam (Hummel-Gaatz & Doll 2007). Mit der Einführung des Pflegeberufereformgesetzes im Jahr 2017 wurden edukative Aufgaben von Pflegefachpersonen noch einmal deutlich betont. Der Grund hierfür liegt auch darin, dass im gesamten nationalen Gesundheitswesen ein erhöhter Bedarf an edukativen Unterstützungsmaßnahmen zu verzeichnen ist (Sunder & Segmüller 2017). Dies ist einerseits durch gesundheitspolitisch initiierte, aber auch durch demographisch-epidemiologische Veränderungen bedingt, wofür eine Reihe von Ursachen verantwortlich ist:

Anstieg chronischer Erkrankungen

- Als ein Hauptgrund dafür gilt, dass sich die gesundheitliche Problemlage der Bevölkerung durch einen Anstieg chronischer Erkrankungen verändert hat, wobei nicht nur insgesamt eine Zunahme chronischer Erkrankungen zu verzeichnen ist, sondern auch eine Verlängerung der jeweiligen Verlaufsdauer (Schaeffer & Schmidt-Kaehler 2012). Aufgrund der demographischen Alterung nimmt der Anteil jüngerer Menschen in der Gesellschaft ab, während die Anzahl der älteren Menschen steigt. Aktuelle Prognosen des Statistischen Bundesamtes sagen einen Anstieg des Anteils der Bevölkerung im Alter von ≥ 60 Jahren von 2013 bis 2030 von 27 % auf 35 % voraus (Robert Koch-Institut 2015). Aufgrund der demographischen Alterung steigt auch die Wahrscheinlichkeit des Auftretens von chronischen Krankheiten und Beeinträchtigungen (Schaeffer & Schmidt-Kaehler 2012). Der Versorgungsbedarf von Menschen mit chronischen Erkrankungen unterscheidet sich dabei wesentlich von dem Versorgungsbedarf akut erkrankter Menschen. Während bei Akutkrankheiten die Heilung im Vordergrund steht, ist es das Hauptziel bei chronischen Erkrankungen, das Fortschreiten der Erkrankung zu begrenzen, Rückfälle zu vermeiden und das Selbstmanagement zu fördern (Giger & de Geest 2008). Dies bedeutet, dass chronische Erkrankungen einen erhöhten Selbstpflege-, Informations-, Schulungs- und Beratungsbedarf mit sich bringen (Jurkowitsch 2016).

- Zugleich ist das auf Akutversorgung ausgerichtete Versorgungssystem nicht adäquat auf diese Erfordernisse eingestellt. Laut Giger und de Geest (2008) werden weder die psychosozialen Bedürfnisse der Patientinnen und Patienten noch die Rolle von An- und Zugehörigen angemessen berücksichtigt. Dies hat sich zudem durch einen chronischen Pflegemangel im Krankenhaus verschärft (Isfort & Weidner 2010). In den vergangenen 20 Jahren lässt sich eine kontinuierliche Zunahme der behandelten Patientinnen und Patienten in allgemeinen Krankenhäusern und zugleich eine deutliche Verkürzung der Verweildauern von 10,8 im Jahr 1996 auf 7,3 Tage im Jahr 2016 verzeichnen (Statistisches Bundesamt 2018). Dies lässt sich auf den Reform- und Kostendruck im Gesundheitswesen und in Folge dessen auf die Einführung des Abrechnungssystems mit Diagnosis Related Groups (DRGs) zurückführen (Hummel-Gaatz & Doll 2007).

Unzureichende Berücksichtigung von Bedürfnissen

- Zudem lässt sich seit einigen Jahren beobachten, dass gesellschaftspolitisch eine Stärkung der Patientinnen und Patienten und ihrer Rechte diskutiert wird (Hummel-Gaatz & Doll 2007). Während in der Vergangenheit Patientinnen und Patienten zu einseitig als Objekte der Fürsorge und als passive Leistungsempfänger betrachtet wurden, wird zunehmend angestrebt, sie aktiv an der Erhaltung und Wiederherstellung ihrer Gesundheit zu beteiligen (Schaeffer & Schmidt-Kaehler 2012).

Stärkung der Patientenrechte

Edukative Maßnahmen, mit denen den Bedarfen der Nutzerinnen und Nutzer entsprochen werden können, werden in Deutschland unter dem Begriff der Patientenedukation subsummiert. Laut Schaeffer und Petermann (2011) hat die Patientenedukation in allen Bereichen des Gesundheitswesens, vor allem in der Versorgung chronisch Kranker, an Bedeutung gewonnen. Ihnen zufolge handelt es sich bei Patientenedukation um systematisch vermittelte Strategien, die darauf ausgerichtet sind, den betroffenen Erkrankten notwendiges krankheits- und behandlungsbezogenes Wissen zu vermitteln und ihre Partizipation am Behandlungsprozess zu erhöhen. Das sich hieraus ergebende übergeordnete Ziel aller edukativen Interventionen ist die Stärkung und Förderung des Selbstmanagements.

Stärkung und Förderung des Selbstmanagements

Während in der Vergangenheit Edukationsmaßnahmen noch stark arztzentriert ausgerichtet waren, zielen moderne Konzepte darauf ab, die Patientinnen und Patienten in ihrem Krankheitsmanagement zu unterstützen und dadurch die Selbststeuerung und Selbstbestimmung zu fördern. Edukative Interventionen sind somit nicht mehr allein die Aufgabe von

Ärztinnen und Ärzten, sondern werden zunehmend auch von weiteren Gesundheitsberufen angeboten und durchgeführt. Pflegefachkräften kommt dabei aufgrund ihrer Nähe zu den Patientinnen und Patienten eine Schlüsselrolle zu. Laut Schaeffer und Petermann (ebda.) lassen sich edukative Interventionen grob in insgesamt vier Strategien unterteilen:

- Die Förderung der *Health Literacy* zielt darauf ab, Patientinnen und Patienten dazu zu befähigen, sich selbst relevante Gesundheitsinformationen verschaffen zu können, sich diese zu erschließen, sie zu bewerten und für ihr eigenes Handeln nutzbar zu machen. Für die Förderung der Health Literacy steht mittlerweile ein umfangreiches Instrumentarium zur Verfügung, welches auch von Pflegepersonen in Beratungsgesprächen angewendet werden sollte.
- *Strukturierte Patientenschulungen* sind edukative Gruppenprogramme, die durch ein strukturiertes und standardisiertes Vorgehen darauf ausgerichtet sind, Personen mit einer chronischen Erkrankung zu einer eigenverantwortlichen Krankheitsbewältigung zu befähigen. Moderne Patientenschulungskonzepte sind in aller Regel interprofessionell ausgerichtet, was bedeutet, dass unterschiedliche Gesundheitsberufe an der Schulungskonzeption und -durchführung beteiligt sind.
- Maßnahmen des *Self-Care-Supports* (Selbstmanagementunterstützung) konzentrieren sich darauf, Patientinnen und Patienten in ihrer Selbstfürsorge zu stärken. Diese richten sich sowohl an Einzelpersonen als auch an Gruppen und fördern Problemlösekompetenzen sowie Entscheidungsfindungen. Zur Förderung der Selbstfürsorge stehen ebenfalls unterschiedliche Interventionen zur Verfügung, die beispielsweise das Bereitstellen von gesundheitsbezogenen Informationen beinhalten und auch konkrete Unterstützung in schwierigen Entscheidungssituationen anbieten.
- Beim *Case Management* handelt es sich um eine Unterstützungsform, die sich eher an Personen richtet, die aufgrund der Komplexität ihrer Erkrankung nicht mehr selbstständig in der Lage sind, die Krankheitssituation zu bewältigen. Diese Form der Unterstützung ist strukturiert auf die Abstimmung von Gesundheitsdienstleistungen ausgerichtet und versucht hierdurch, die Behandlung und Versorgung der Patientinnen und Patienten zu koordinieren.

Da der Großteil der Patientinnen und Patienten, die von einer chronischen Erkrankung betroffen sind, durch edukative Interventionen im Sinne der drei erstgenannten Formen unterstützt werden können, orientiert sich der Aufbau des Buches in seinen Kapiteln an dieser Strukturierung (▶ Abb. 1.1).

Maßnahmen wie Beratung, Anleitung und Schulung, die im folgenden Kapitel (▶ Kap. 2) erläutert werden, finden sich in fast allen diesen Strategien wieder. In Maßnahmen zur Förderung der Health Literacy spielen beispielsweise Beratungstechniken und Informationsvermittlungen eine wesentliche Rolle. Im Rahmen von strukturierten Schulungsprogrammen werden die einbezogenen Patientinnen und Patienten teilweise auch in Einzelberatungsgesprächen unterstützt oder erlernen durch eine Anleitung eine erkrankungsbezogene Fertigkeit. Auch in Interventionen, die im Rahmen des Self-Care-Supports angewendet werden, sind Aktivitäten wie Beratung und Erstellung von Informationsmaterialien von hoher Bedeutung.

Zugleich werden mit diesen Interventionsstrategien übergeordnete Ziele verfolgt, die darauf ausgerichtet sind,

- die individuellen Vorlieben zu berücksichtigen (Patientenpräferenzen),
- die Patientinnen und Patienten am Behandlungsprozess teilhaben und mitentscheiden zu lassen (Partizipation und Shared Decision Making) und
- die Problemlösekompetenz und Mitarbeit (Adhärenz) zu fördern.

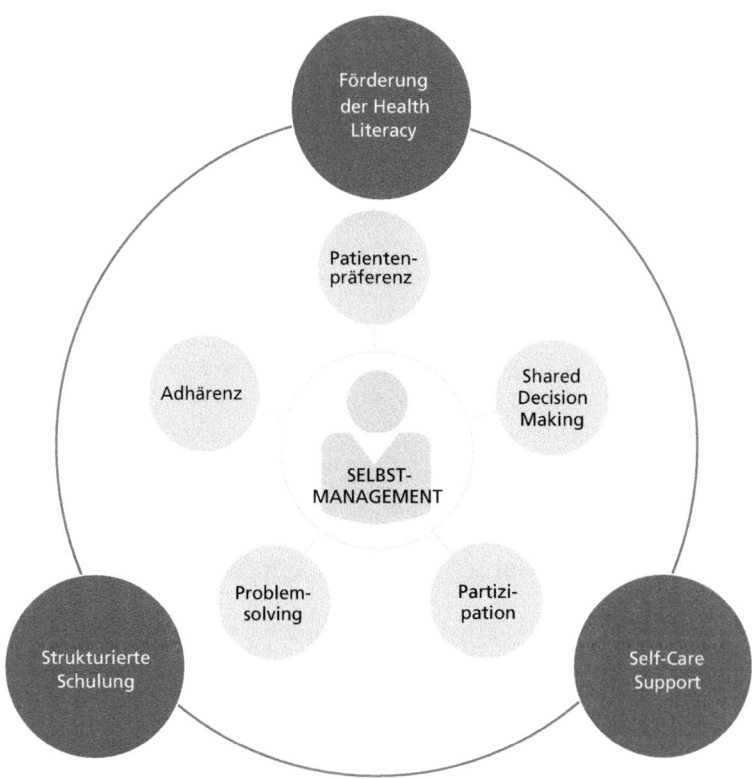

Abb. 1.1: Edukative Interventionen zur Förderung des Selbstmanagements

1.3 Die Bedeutung chronischer Erkrankungen für das Handlungsfeld der professionellen Pflege

Folgen chronischer Erkrankungen

Chronische Erkrankungen sind langandauernde Krankheiten, die weltweit zunehmen. Dieser epidemiologische Wandel, also der Wandel des Krankheitsspektrums von akuten hin zu chronischen Erkrankungen, zählt zu einer der bedeutendsten Herausforderungen für unser Gesundheitssystem. Die Zunahme von chronischen Erkrankungen in der Bevölkerung ist einerseits auf den Rückgang von Infektionskrankheiten und andererseits auf die Zunahme der Lebenserwartung durch verbesserte Therapien zurückzuführen (Robert Koch-Institut 2015). Häufige Folgen von chronischen Erkrankungen sind bleibende Störungen der Organ- und Körperfunktionen, Einschränkungen in den Aktivitäten des Lebens sowie die dauerhafte Inanspruchnahme von Leistungen des Gesundheits- und Pflegesystems (Prütz et al. 2014). Insbesondere fünf Erkrankungsgruppen sind für die Krankheitslast, das Versorgungsgeschehen und die anfallenden Kosten von maßgeblicher Bedeutung. Hierzu zählen neben Herz-Kreislauferkrankungen, Krebserkrankungen, Diabetes mellitus, Atemwegserkrankungen sowie muskuloskelettale Erkrankungen (Robert Koch-Institut 2015). In Deutschland sind diese Erkrankungen für etwa drei Viertel aller Todesfälle verantwortlich. Dabei wird die Krankheitslast nur durch eine kleine Anzahl von Risikofaktoren determiniert, die in einem engen Zusammenhang mit dem Auftreten dieser Erkrankungen stehen. Hierzu zählen vor allem Lebensgewohnheiten wie übermäßiger Tabak- und Alkoholkonsum, Bewegungsmangel und gesundheitsschädliche Ernährungsgewohnheiten (ebda.). Im Hinblick auf diese Lebensgewohnheiten ist festzustellen, dass diese überwiegend verhaltensbedingt sind und durch Präventionsmaßnahmen zu verhindern bzw. ihr Schweregrad und Verlauf günstig zu beeinflussen wären.

1.3.1 Kennzeichen chronischer Erkrankungen

Notwendigkeit von psychosozialen Bewältigungsleistungen

Chronische Erkrankungen sind vor allem dadurch gekennzeichnet, dass sie sich langsam entwickeln, zumeist nicht reversibel und langandauernd sind, d. h., seit mindestens einem Jahr bestehen. Chronische Erkrankungen begleiten die betroffenen Menschen aufgrund fehlender Heilungsmöglichkeiten in ihrem weiteren Lebensverlauf und können die Lebensqualität mitunter erheblich negativ beeinflussen (Prütz et al. 2014). Ein zentrales Charakteristikum chronischer Erkrankungen ist, dass es im Krankheitsverlauf zu Veränderungen kommt, die nahezu alle Lebensbereiche betreffen und von den betroffenen Menschen psychosoziale Anpassungs- und Bewältigungsleistungen erfordern (Schaeffer & Haselbeck 2016). Das bedeutet, dass chronisch kranke Menschen dazu gezwungen sind, sich mit Ursachen, Folgen und Bewältigungsmöglichkeiten auseinanderzusetzen, um langfristig mit der Erkrankung leben zu können. Im Unterschied zu akuten Erkrankungen, bei denen die zur Heilung führende Behandlung in aller Regel im Befolgen ärztlicher Hinweise besteht, müssen chronisch kranke Menschen ihr Leben mit wechselhaften Gesundheitszuständen bewältigen. Hierzu benötigen sie Fähigkeiten wie beispielsweise Selbstbeobachtung, Symptombeobachtung und Selbstbehandlung, die sie in den Alltag integrieren müssen.

Chronische Erkrankungen sind abhängig von ihrer Verlaufsform mit einer Vielzahl an Symptomen verbunden, die permanent vorhanden sein oder wiederkehren können. Ein rezidivierender Verlauf zeichnet sich dadurch aus, dass zeitlich abgrenzbare Schübe oder wiederholt Episoden auftreten, in denen sich der Gesundheitszustand verschlechtern kann oder sich die die Symptome wieder vollständig oder teilweise zurückbilden können. Im Rahmen eines klassisch rezidivierenden Verlaufes bilden sich die Symptome nach einer Akutphase wieder vollständig zurück. Dies ist beispielsweise bei Migräne der Fall. Es können jedoch auch Symptome vollständig oder teilweise bestehen bleiben, sodass sich daraus Mischformen zwischen rezidivierenden und progredienten Krankheitsverläufen ergeben. Bei der persistierenden Form bilden sich Symptome nicht mehr zurück und bleiben dauerhaft bestehen, z. B. bei Lähmungen. Einige Formen des persistierenden Verlaufes lassen sich jedoch mit einer guten medikamentösen Einstellung und durch Verhaltensänderungen günstig beeinflussen. Ein Beispiel ist hier Diabetes mellitus, dessen schwerwiegende Komplikationen sich durch Blutzuckermanagement, adäquate Ernährung und Bewegung sowie Therapietreue in der Einnahme von Medikamenten bzw. Insulinapplikationen nahezu verhindern lassen (Hauner et al. 2007). Es wird deutlich, dass chronisch kranke Menschen mit vielfältigen Veränderungen in ihrem alltäglichen und beruflichen Leben konfrontiert sind, die sie bewältigen müssen. Daraus resultieren Bedürfnisse chronisch kranker Menschen, die ein Überdenken der Leistungserbringung im Gesundheitswesen erfordern.

Unterschiedliche Krankheitsverläufe

1.3.2 Notwendigkeit von Patientenedukation

Der Anstieg chronischer Erkrankungen und ggf. damit verbundener Mehrfacherkrankungen ist auf die Zunahme der Lebenserwartung und auf Veränderungen des Lebensstils zurückzuführen (Robert Koch-Institut 2015). Daher sind nicht nur neue Versorgungsmodelle notwendig, die sich aus den Prinzipien zur Behandlung chronischer Erkrankungen und geriatrischer Betreuung ergeben, sondern auch entsprechende Fachkompetenzen des Gesundheitspersonals (Giger & De Geest 2008). Die deutlich gesunkene Verweildauer im Krankenhaus und die Zunahme chronischer Erkrankungen zieht die Aneignung umfassender Kompetenzen zur selbstständigen Bewältigung des individuellen Alltags der Patientinnen und Patienten nach sich. Daraus leitet sich unter anderem der steigende Bedarf an Patientenedukation ab: »Information, Beratung und Wissens- und Kompetenzvermittlung (etwa der Selbstmanagement- und Problemlösefähigkeit) haben daher enorm an Bedeutung gewonnen.« (Schaeffer & Haslbeck 2016, S. 244–245). Diese

Entscheidungs- und Mitgestaltungsmöglichkeiten

Tätigkeitsfelder überlappen und können nur teilweise voneinander abgegrenzt werden. Zudem ist die Förderung des Selbstmanagements in wachsendem Ausmaß eine gesundheitspolitische Forderung zur Unterstützung der Krankheitsbewältigung (Hüper & Hellige 2012). Der Sachverständigenrat führt dazu an, dass es erforderlich sei, die Position der Patientinnen und Patienten durch mehr Entscheidungs- und Mitgestaltungsmöglichkeiten sowie ihr Selbstmanagement zu stärken, damit diese in der Folge mehr Verantwortung für ihre Gesundheit übernehmen können (Sachverständigenrat zur Begutachtung der Gesundheit im Gesundheitswesen 2009). Für die Unterstützung der Alltagsbewältigung chronisch kranker Menschen sind pädagogische Interventionen wie Information, Schulung, Beratung und Anleitung geeignet. Diese Interventionen können häufig nicht voneinander abgegrenzt werden bzw. greifen in der Praxis häufig ineinander, sodass die Trennung zunächst befremdlich und künstlich erscheinen mag (Büker 2015). Die Begriffe Schulung und Anleitung werden häufig synonym verwendet, da sie in ihrer Zielsetzung und Vorgehensweise durchaus Gemeinsamkeiten aufweisen (ebda.). Eine Anleitung erfolgt eher einzelfallbezogen und richtet sich auf das Erlernen von Aspekten bestimmter Handlungsabläufe aus. Abt-Zegelin (2006) spricht daher von Mikroschulungen. Dabei handelt es sich um »einen geplanten und reflektierten Lernprozess, der mit Blick auf die jeweilige Zielgruppe spezifischen Lehr- und Lernzielen folgt, didaktische und methodische Entscheidungsprozesse erfordert und gemeinhin mit Instrumenten zur Überprüfung von Lernfortschritten verknüpft ist (Lernzielkontrolle).« (Ewers 2001, S. 6). Anleitung kommt jedoch kaum ohne die Vermittlung von Wissen aus. So ist beispielsweise die Anleitung zur Applikation von Insulin mehr als eine technische Instruktion. Es bedarf unter anderem der Vermittlung zusätzlichen Wissens über hygienische Vorgehensweisen, geeignete Injektionsstellen, mögliche Fehlerquellen, Informationen hinsichtlich der Entsorgung der benutzten Materialien und der Lagerung von Insulin.

Befähigung zur Alltagsbewältigung

Chronisch kranke Menschen sind gezwungen, ihr Verhalten zu ändern und den Umgang mit ihrer Erkrankung in ihren individuellen Alltag zu integrieren. Sie sind dabei kontinuierlich auf die Unterstützung durch das Gesundheitssystem und Fachpersonal angewiesen, da sie ihre krankheitsbedingte Leidens- und Lebenssituation selten autonom lösen können, zumal eine Heilung in der Regel nicht erzielt werden kann (Schaeffer & Moers 2009). Es geht daher darum, chronisch kranke Menschen trotz dieser Ausgangslage einerseits zu einer weitgehend selbstständigen und autonomen Lebensführung und Alltagsbewältigung zu befähigen und andererseits krankheitsbedingte Komplikationen möglichst zu vermeiden. Daher liegt der Fokus in den folgenden Kapiteln darauf, Interventionsmöglichkeiten vorzustellen, damit chronisch kranke Menschen und ihre Angehörigen diese vielfältigen Anpassungserfordernisse bewältigen und ihr Leben ihren Vorstellungen entsprechend gestalten können.

1.4 Aufgaben und Kompetenzen von Pflegefachpersonen

Mit dem neuen Pflegeberufereformgesetz aus dem Jahr 2017 wurden beratende und anleitende Aufgaben noch einmal stärker in den Vordergrund des Aufgabenfeldes von Pflegefachpersonen gerückt. In § 4 des Pflegeberufereformgesetzes wurden erstmals Vorbehaltsaufgaben von Pflegefachmännern und -frauen definiert. In Bezug auf edukative Tätigkeiten heißt es in § 4 Absatz 2:

> »Pflege im Sinne des Absatzes 1 umfasst präventive, kurative, rehabilitative, palliative und sozialpflegerische Maßnahmen zur Erhaltung, Förderung, Wiedererlangung oder Verbesserung der physischen und psychischen Situation der zu pflegenden Menschen, ihre Beratung sowie ihre Begleitung in allen Lebensphasen und die Begleitung Sterbender.«

§

Die Ausbildung soll deshalb dazu befähigen »Beratung, Anleitung und Unterstützung von zu pflegenden Menschen bei der individuellen Auseinandersetzung mit Gesundheit und Krankheit sowie bei der Erhaltung und Stärkung der eigenen Lebensführung und Alltagskompetenz unter Einbeziehung ihrer sozialen Bezugspersonen« selbstständig auszuführen. Um dieses Ausbildungsziel zu erreichen, wurde in der zum Pflegeberufereformgesetz zugehörigen Anlage ein eigener Themenbereich (»Kommunikation und Beratung personen- und situationsorientiert gestalten«) definiert und hierfür ein Gesamtstundenumfang von 250 bis 300 Unterrichtsstunden festgelegt. Konkret sollen Auszubildende und Studierende in Pflegeberufen erlernen, Beratung, Anleitung und Schulung bei Menschen aller Altersgruppen verantwortlich zu planen, zu organisieren, zu gestalten, zu steuern und zu evaluieren.

1.4.1 Erweiterte Kompetenzen von akademisch qualifizierten Pflegefachpersonen

Auch wenn zum aktuellen Zeitpunkt noch wenig darüber bekannt ist, in welchen konkreten Arbeitsbereichen akademisch qualifizierte Pflegekräfte zukünftig tätig sein werden, herrscht weitgehend Einigkeit darüber, dass diese über erweiterte Kompetenzen im Vergleich zu berufsfachschulisch qualifizierten Pflegefachpersonen verfügen. Der Wissenschaftsrat (2012) führt in Bezug auf edukative Aufgaben an, dass die Komplexität in Aufgabenbereichen der Pflege vor allem in Hinsicht auf die Patientenedukation und -beratung gestiegen sei. In seinen Empfehlungen zu hochschulischen Qualifikationen für das Gesundheitswesen wird explizit darauf hingewiesen, dass unter anderem die beratende und den Patienten einbeziehende Unterstützung von Menschen mit chronischen Erkrankungen mit dem Ziel des Erhalts an größtmöglicher Selbstpflege- und Selbstversorgungskompetenz an Bedeutung gewonnen habe. Dabei solle den erhöhten

Erhöhte Komplexität

1 Chronische Erkrankungen und Patientenedukation

Informations- und Partizipationsbedürfnissen der Patienten verstärkt Rechnung getragen werden. Gerade im Hinblick auf die Patientenedukation übernehmen Pflegefachpersonen bereits derzeit Aufgaben von hoher Komplexität. Angesichts dieser Komplexität hält es der Wissenschaftsrat (WR) für notwendig, dass Pflegefachpersonen ihr eigenes Handeln auf der Basis wissenschaftlicher Erkenntnisse reflektieren und die zur Verfügung stehenden Interventionsmöglichkeiten hinsichtlich ihrer Evidenzbasierung kritisch prüfen und anwenden.

Erweiterete Kompetenzen

Im Hinblick auf die zukünftigen Arbeitsfelder hat auch der Verband der Pflegedirektorinnen und Pflegedirektoren der Universitätskliniken in Nordrhein-Westfalen eine Empfehlung für den zukünftigen Einsatz akademisch ausgebildeter Pflegefachpersonen veröffentlicht (VPU 2015). Nach Einschätzung der beteiligten Pflegedirektorinnen und -direktoren verfügen die Absolventinnen und Absolventen von primärqualifizierenden bzw. dualen Pflegestudiengängen über erweiterte Kompetenzen, die sie für die Beratung in komplexen Pflegesituationen bei chronischen Erkrankungen qualifizieren. Auch der Deutsche Pflegerat hat in Zusammenarbeit mit der Deutschen Gesellschaft für Pflegewissenschaft Empfehlungen zum Einsatz akademisch qualifizierter Pflegefachpersonen veröffentlicht (DPR & DGP 2014). Neben weiteren Aufgaben ergeben sich laut den Experten insbesondere Arbeitsbereiche in der Konzeption, Implementierung und Evaluation von Patientenschulungen sowie in der Beratung und Anleitung von pflegebedürftigen Menschen, ihren Angehörigen sowie Eltern im Umgang mit komplexen krankheits- und therapiebezogenen Anforderungen. Konkret sehen die beteiligten Mitglieder der Expertengruppe zentrale Arbeitsfelder in den folgenden edukativen Tätigkeiten (▶ Tab. 1.1: Arbeitsfelder).

Tab. 1.1: Arbeitsfelder akademisch ausgebildeter Pflegekräfte

Arbeitsfeld	Tätigkeiten/Aufgabenbereich
Beratung	• Führen von Beratungsgesprächen in für den Klienten offenen und ungeklärten sowie hochkomplexen Situationen • Führen von Beratungsgesprächen zur Förderung der Adhärenz • Steuerung und Beurteilung von Beratungsprozessen auf der Basis wissenschaftlicher Ansätze
Anleitung	• Auswahl und Durchführung spezifischer Assessments zur Einschätzung der Anleitungsbedarfe • Entwicklung von Anleitungskonzepten und deren Durchführung
Schulung	• Verantwortliche Mitwirkung an der Erstellung von Schulungskonzepten und Informationsmaterialien • Durchführung von Patientenschulungen • Beurteilung der Wirksamkeit und Mitwirkung an der wissenschaftlichen Evaluation

1.4.2 Experteneinschätzungen zu zukünftigen Aufgabenbereichen von Pflegefachpersonen

Diese Einschätzung wird auch durch eine Reihe empirischer Untersuchungen gestützt. In zwei Expertenbefragungen kristallisierten sich Beratung, Anleitung und Schulung als besonders geeignete Tätigkeitsbereiche für akademisch qualifizierte Pflegefachpersonen heraus (Dreier et al. 2016, Simon & Flaiz 2015). Gemeinsam ist allen Ausführungen und Empfehlungen, dass hochschulisch ausgebildete Pflegefachpersonen im Vergleich zu berufsfachschulisch ausgebildeten Pflegekräften Verantwortung für edukative Interventionen in komplexen bis hochkomplexen Pflegesituationen übernehmen sollen, für die die bisherige berufsfachschulische Ausbildung nicht ausreichend qualifiziert.

Expertenpositionen

Der Begriff der Komplexität von Pflegesituationen ist bisher leider nicht umfangreich untersucht worden. Knigge-Demal und Hundenborn (2011) gehen jedoch davon aus, dass der Komplexitätsgrad von Pflegesituationen von verschiedenen Variablen beeinflusst wird. Variablen, die für den Komplexitätsgrad verantwortlich sind, sind beispielsweise das Vorliegen von mehreren Beeinträchtigungen oder die Anzahl der einzubeziehenden Personen (Patientinnen und Patienten, ihre Angehörigen, weitere Gesundheitsfachberufe) in den Pflegeprozess. Je nach Anzahl der aufgetretenen Variablen erhöht sich die Komplexität der zu bewältigenden Pflegesituation. Auch der Wissenschaftsrat (2012) sieht einen Bedarf an akademisch qualifizierten Pflegekräften für die Bewältigung von zunehmender Komplexität in Versorgungsbereichen der Gesundheitsfachberufe. Nach Anhörung von einschlägigen Berufsverbänden und Kammern kommt der Wissenschaftsrat zu dem Schluss, dass die Komplexität in Aufgabenbereichen der Pflege, unter anderem in Hinsicht auf die Patientenedukation und -beratung, gestiegen sei. Hierbei habe vor allem die beratende Unterstützung von Menschen mit chronischen (Mehrfach-)Erkrankungen oder langfristiger, funktionsbedingter Pflegebedürftigkeit mit dem Ziel des Erhalts an größtmöglicher Selbstpflege- und Selbstversorgungskompetenz an Bedeutung gewonnen. Um dies erreichen zu können, sei es notwendig, den allgemein erhöhten Informationsbedürfnissen der Patientinnen und Patienten Rechnung zu tragen.

Komplexe Pflegesituationen

1.5 Übergeordnete Ziele der Patientenedukation

Durch Patientenedukation sollen krankheitsbezogenes Wissen sowie Fähigkeiten und Fertigkeiten, die für Patienten im Umgang mit spezifischen Gesundheitsproblemen erforderlich sind, erlernt und vermittelt werden. Das Ziel ist die Erlangung von Selbstpflegefähigkeit und Autonomie im Alltag

Erlangung von Selbstpflegefähigkeit

bei unterschiedlichen chronischen Erkrankungen. Dabei können Schulung, Anleitung und Edukation in einen Beratungsprozess integriert oder als eigene Prozesse gestaltet werden. Koch-Straube (2008) führt an, dass Informieren und Anleiten zwar wichtige und für den Patienten höchst hilfreiche Tätigkeiten und Anteile eines Beratungsprozesses seien, diese jedoch explizit und geplant in das kognitive Verstehen von Krankheit und Behinderung und den damit verbundenen emotionalen und sozialen Dimensionen sowie Entwicklungsmöglichkeiten eingebettet werden müssten (Koch-Straube 2008, S. 82).

Mit einer chronischen Krankheit zu leben bedeutet, dass Patientinnen und Patienten unter allen Umständen damit leben und dafür Änderungen des Verhaltens erlernen sollten (van de Bovenkamp & Dwarswaard 2017). Eine Unterstützung chronisch kranker Menschen in diesem Lernprozess kann durch Pflegepersonen durch verschiedene pädagogische Interventionen erfolgen. Diese Prozesse erfordern die Beteiligung der chronisch kranken Menschen und die Berücksichtigung von Patientenpräferenzen, damit die notwendigen Verhaltensänderungen bzw. der adäquate Umgang bei auftretenden Problemen im Krankheitsverlauf erlernt und krankheitsbezogene Belastungen reduziert werden können. Daher widmen sich die folgenden Unterkapitel den Themen Partizipation, Patientenpräferenzen, Shared Decision Making und Problem Solving.

1.5.1 Berücksichtigung von Patientenpräferenzen

Herr R. ist 43 Jahre alt und hatte einen schweren Verkehrsunfall. Sein Leben konnte gerettet werden, weil sehr schnell ein Notarzt an der Unfallstelle war. Insgesamt musste er acht Wochen auf der Intensivpflegestation behandelt werden. Er hat viel Gewicht verloren, fühlt sich sehr schwach, empfindet bei jeder Bewegung Schmerzen und schläft sehr schlecht. Da er eine sehr hohe Gefährdung für einen Dekubitus aufweist, muss seine Position mindestens alle drei Stunden verändert werden. Die Pflegefachperson schlägt ihm vor, Mikrobewegungen durchzuführen, da diese eine gute Evidenz aufweisen. Vorerst stimmt er zu, macht jedoch die Erfahrung, dass ihn diese kleinen Veränderungen der Körperposition ebenfalls starke Schmerzen bereiten. Am nächsten Tag lehnt er die Mikrobewegungen ab. Herr R. wünscht sich nichts mehr, als eine Nacht tief und fest schlafen zu können; jeder Positionswechsel weckt ihn jedoch wieder auf. Die Pflegefachperson weiß, dass Herr R. einerseits eine hohe Gefährdung für einen Dekubitus aufweist, andererseits kann sie seine Ablehnung dieser Pflegeintervention verstehen. Sie überlegt sich, welche Möglichkeiten sowohl den Wunsch nach Schlaf als auch den Wunsch, den Auflagedruck zu reduzieren, gerecht werden könnten. Sie schlägt Herrn R. vor, ein Luftkissenbett auszuprobieren, da in der Nacht nur dann einen Positionswechsel vorgenommen werden würde, wenn er wach wäre. Herr R. stimmt dem Vorschlag unter der Bedingung zu, jederzeit wieder in sein derzeitiges Bett wechseln zu können.

Unter Patientenpräferenzen versteht man individuelle Bedürfnisse und Interessen, die Patientinnen und Patienten vor, während und nach einem Krankenhausaufenthalt haben und auf allen Ebenen, Prozessen und Strukturen berücksichtigt werden müssen. Mit einer Präferenz drücken Menschen ihre Wahl in einem Entscheidungsprozess aus. Diese muss nicht unbedingt mit medizinischen Notwendigkeiten oder den Präferenzen der Mitarbeiterinnen und Mitarbeiter im Gesundheitssystem übereinstimmen. Patientenpräferenzen entstehen durch kognitive Prozesse und werden durch verschiedene Faktoren, wie vorangegangene Erfahrungen und kritische Ereignisse beeinflusst, sie sind daher labil und kontextabhängig. Entscheidungen über Behandlungsinnovationen, die sich am Patientennutzen orientieren, erfolgen zunehmend auf Basis empirisch nachgewiesener und wissenschaftlich fundierter Zielkriterien und Erkenntnisse. Grundlage für diese Entscheidungsprozesse sind neben der klinischen Evidenz insbesondere Patientenpräferenzen. Damit wird deutlich, dass die Präferenzen als Ausdruck des Patientennutzens eine entscheidende Rolle bei der Entscheidungsfindung einnehmen (Mühlbacher & Kaczysnki 2015, S. 452). Es ist daher von hoher Bedeutung, individuelle Patientenpräferenzen zu kennen, da sie in der klinischen Entscheidungsfindung eine bedeutende Rolle spielen. Das Konzept Evidence-Based-Nursing (EBN) beinhaltet die Komponenten Forschung, Expertise und Patientenpräferenzen. Eine Voraussetzung für die klinische Entscheidungsfindung sind Kenntnisse über individuelle Präferenzen und Werte der Patienten, damit sie über vorhandenes Forschungswissen, Behandlungsoptionen und mögliche Ergebnisse adäquat informiert werden und eine entsprechende und erwünschte Entscheidung treffen können. Aus der Perspektive der Patientinnen und Patienten sind persönliche Wertvorstellungen und Erfahrungen wichtige Faktoren, die diese Entscheidung maßgeblich beeinflussen. Im Zusammenhang mit EBN können Patientenpräferenzen als Bevorzugung einer von zwei oder mehreren Möglichkeiten gesehen werden, die pflegerische Interventionen oder daraus resultierende Ergebnisse betreffen, aber auch als Bevorzugung hinsichtlich des Grades der Beteiligung an pflegerischen Entscheidungen. Der Aspekt »Patientenpräferenzen« des Konzepts EBN bezieht sich damit einerseits auf die Patientenbeteiligung und andererseits auf den Patienteneinfluss auf die Betreuung (Smoliner et al. 2008, S. 290). Das eingangs vorgestellte exemplarische Fallbeispiel illustriert, wie Patientenpräferenzen in der Versorgung von Menschen umgesetzt werden können.

Individuelle Bedürfnisse

1.5.2 Partizipation

Aus einem Pilotprojekt zur Konzipierung eines internationalen Altenheimes in einer deutschen Großstadt ist eine Einrichtung entstanden, die sowohl die kulturelle Vielfalt der Bewohnerinnen und Bewohner als auch der Mitarbeiterinnen und Mitarbeiter im Alltag berücksichtigen möchte. Daraus hat sich eine Einrichtung für interkulturelle Betreuung und Pflege älterer Menschen mit Migrationshintergrund entwickelt, in der die unterschiedlichen Bedürfnisse der Bewohnerinnen und Bewohner mit verschiedenen Religionszugehörigkeiten, unterschiedlichen kulturellen Hintergründen und Wertvorstellungen von zentraler Bedeutung sind und das wesentliche Element in der Gestaltung pflegerischer Interaktionen und des Alltages darstellen. In das Aufnahmegespräch sind sowohl die neue Bewohnerin/der neue Bewohner als auch die gesamte Familie zur Erhebung individueller Bedürfnisse und kultureller Präferenzen integriert, das ggf. in der Herkunftssprache durchgeführt wird. Mehr als die Hälfte des Personals weist ebenfalls einen Migrationshintergrund und unterschiedliche Religionszugehörigkeiten auf. Das Haus bietet den Bewohnerinnen und Bewohnern sowie ihren Angehörigen besondere kulturelle Angebote, wozu ein interkultureller Besuchsdienst, Gebetsräume für die unterschiedlichen Religionen, Bibliotheksangebote in verschiedenen Sprachen und die Ausrichtung von christlichen, muslimischen oder jüdischen Festen im Jahreskreis gehört. Dabei gestalten die Bewohnerinnen und Bewohner, ihre Angehörigen und auch die Mitarbeiterinnen der Pflege sowie Ehrenamtliche gemeinsam die Abläufe der verschiedenen Feste (z. B. Weihnachten, Zuckerfest, Chanukka), da kulturelle Veranstaltungen in das Tagesgeschehen integriert sind.

Mitwirkung

Die Bedeutung von Partizipation nimmt in modernen Gesellschaften zu. Im Gesundheitswesen lässt sich dies durch ein langjähriges Engagement internationaler Organisationen belegen. Das gilt vor allem für die Weltgesundheitsorganisation, die erstmals 1978 in der Deklaration von Alma Ata die Mitwirkung der Menschen in der Gestaltung der primären Gesundheitsversorgung forderte, da sie das Recht und die Pflicht hätten, einzeln und in Gemeinschaft an der Planung und Verwirklichung ihrer Gesundheitsversorgung mitzuwirken. Diese Bemühungen wurden in die UN-Behindertenrechtskonvention aufgenommen, in der für Menschen mit Behinderung die volle Partizipation in der Gesellschaft gefordert wurde. Im Artikel 25 erkennen die Vertragsstaaten das Recht auf das erreichbare Höchstmaß an Gesundheit ohne Diskriminierung aufgrund von Behinderung an. Trotz dieses Engagements hat die Partizipation von Patienten nur eingeschränkt in die Praxis Eingang gefunden. Die Bemühungen, um diese Lücke zwischen Theorie und Praxis zu schließen, bleiben jedoch aufrecht, wie Studien zu Health Literacy zeigen, da es neben Menschen mit einer Behinderung weitere vulnerable Bevölkerungsgruppen (z. B. ältere Menschen, chronisch kranke Menschen) gibt, die nur eingeschränkt partizipieren können (▶ Kap. 2 – Health Literacy).

»Bei Partizipation geht es um die mehr oder weniger formalisierte und gesicherte, unmittelbare Einflussmöglichkeit auf Prozesse der Meinungsbildung, Entscheidungsfindung, -umsetzung und -bewertung durch jene Personen und Gruppierungen, die nicht qua professionellem Expertenstatus, formale politische oder bürokratische Legitimation oder informelle Machtpositionen ohnedies eingebunden sind, und die von diesen Entscheidungen direkt oder indirekt, faktisch oder potentiell betroffen sind.« (Forster 2015, S. 3).

Strategien zur Förderung der Partizipation

Einerseits profitieren chronisch kranke Menschen in ihrem Krankheitsmanagement von Partizipation, da sie unter anderem deren Motivation erhöht

1.5 Übergeordnete Ziele der Patientenedukation

und zu besseren (Pflege- und Behandlungs-) Ergebnissen führt, andererseits existieren Barrieren, die Partizipation behindern. Patientinnen und Patienten wünschen sich Beziehungen zum Pflegepersonal, die unter anderem durch Dialog und Wissensvermittlung ihre Partizipation fördern. Dazu ist es notwendig, die Perspektive der Patientinnen und Patienten im Hinblick auf ihre Erwartungen an Partizipation hinsichtlich ihrer individuellen Pflege zu kennen (Tobiano et al. 2016). Das Recht auf Partizipation an Pflege und Behandlung ist in vielen Ländern gesetzlich vorgeschrieben. In Deutschland sind die Rechte von Patienten seit dem 26. Februar 2013 im Bürgerlichen Gesetzbuch (BGB) verankert. Das Vertragsverhältnis zwischen Behandelndem und Patientin bzw. Patient wird in einem eigenen Abschnitt (§ 630a bis § 630h BGB) geregelt und umfasst Information und Aufklärung, die Einsicht in die Behandlungsunterlagen und Selbstbestimmung. Das bedeutet, dass eine Intervention nur nach erfolgter Einwilligung der Patientin bzw. des Patienten erfolgen darf. Daher ist es auch für Pflegepersonen von Bedeutung, wie sie die Partizipation fördern können, da sie eine Schlüsselrolle in der Erreichung des Partizipationsniveaus der Patientinnen und Patienten einnehmen. Dazu haben Sahlsten et al. (2009) »nurse strategies« entwickelt, die die Partizipation von Patienten fördern. In Fokusgruppeninterviews mit Pflegeexpertinnen und -experten konnten folgende Hauptkategorien erhoben werden: die Bildung eines engen kooperativen Bündnisses mit der Patientin bzw. dem Patienten, das Kennenlernen der Persönlichkeit und schließlich die Förderung und Stärkung der Selbstpflegekompetenzen. Subkategorien sind unter anderem Vertrauen, Zuhören, Mut und Ermutigung sowie Zielorientierung. Sahlsten et al. (2009) zufolge haben Pflegepersonen eine Schlüsselposition inne, die das Niveau von Patientenpartizipation bestimmt. Daher sind adäquate Strategien zur Förderung von Patientenpartizipation für die professionelle Pflege von hoher Bedeutung. Vertrauen schaffen bedeutet in diesem Zusammenhang, dass Pflegepersonen an die Fähigkeit und den Willen der Patientinnen und Patienten glauben und sie daher erkennen können, dass sie ihr eigenes Potenzial auszuschöpfen vermögen. Eine Voraussetzung dafür, dass Patientinnen und Patienten partizipieren können, ist jedoch die Fähigkeit, gesundheitsbezogene Informationen zu verstehen, zu verarbeiten und anzuwenden (▶ Kap. 2 – Health Literacy). Das eingangs dargestellte Fallbeispiel veranschaulicht die Umsetzung von Partizipation in der Pflegepraxis am Beispiel einer multikulturellen Alteneinrichtung, die Diversität und kulturelle Vielfalt der Bewohnerinnen und Bewohner gemeinsam mit den professionell Pflegenden umsetzt.

1.5.3 Shared Decision Making

Herr B. ist 85 Jahre alt und hat sich beim Holzhacken eine Rissquetschwunde an der linken Kopfhälfte oberhalb des Ohres zugezogen, die genäht werden musste. Er lebte seit dem Tod seiner Frau allein in seinem Haus. Seine Tochter lebte mit ihrer Familie in unmittelbarer Nähe. Er fühlte sich durch das Holzhacken und nach der Wundversorgung ziemlich erschöpft. Da die Tochter nicht erreichbar war, entschied sich die Ärztin, Herrn B. auf eine Intermediate-Care-Abteilung aufzunehmen, damit sein Bewusstseinszustand kontrolliert werden konnte. Herr B. war damit einverstanden. Da Herr B. keine Nachtwäsche bei sich hatte, erhielt er welche von der Pflegeperson, die ihm beim Umkleiden half. Dabei ist ihr aufgefallen, dass Herr B. seine Körperpflege vermutlich schon seit längerer Zeit nicht mehr hinreichend ausführen konnte. Die Nacht ist gut verlaufen, Herr B. war ansprechbar, örtlich, zeitlich, räumlich und zur Person orientiert. Am nächsten Tag schlug ihm die Pflegeperson vor, dass sie ihm gerne die verschiedenen Möglichkeiten für eine Körperpflege anbieten möchte, damit er die von ihm bevorzugte Möglichkeit auswählen kann. Er konnte zwischen einem Vollbad, einer Dusche im Liegen, einer Dusche im Sitzen oder einer Körperpflege am Waschbecken wählen. Er war ganz überrascht, dass er gefragt wurde, was ihm lieber wäre. Er hatte damit nicht gerechnet und erbat sich etwas Bedenkzeit. Schließlich entschied er sich für das Vollbad, da er zu Hause keine Badewanne hatte und diese Möglichkeit sichtlich genoss.

Gemeinsame Entscheidungsfindung

Shared Decision Making ist ein Modell der Entscheidungsfindung im klinischen Kontext. Im Unterschied zu paternalistischen Entscheidungen ist Shared Decision Making eine Interaktionsform zwischen medizinischem Personal und Patientin und Patient, die auf geteilter Information und gleichberechtigter Entscheidungsfindung hinsichtlich Diagnose, Pflege und Therapie basiert. Shared Decision Making wird in Situationen angewendet, in welchen einmalige Entscheidungen in Abhängigkeit von Patientenpräferenzen getroffen werden, aber auch bei längerfristigen Interventionen wie einer Verhaltensänderung (Gerber et al. 2014).

> Unter Paternalismus wird im Allgemeinen die vormundschaftliche Einflussnahme auf eine Entscheidung gegen den Willen einer anderen Person verstanden, die sich häufig auf Autorität begründet. Im medizinischen Kontext kann das paternalistische Modell folgendermaßen beschrieben werden: »Im paternalistischen Modell dominiert der Arzt. Er stellt den Gesundheitszustand des Patienten fest und entscheidet über die diagnostischen und therapeutischen Maßnahmen, die aus seiner professionellen Sicht am besten dazu geeignet sind, die Gesundheit des Patienten wiederherzustellen. Die Zustimmung des Patienten verschafft er sich mit selektierten Informationen. Informationen, die den Patienten in Zweifel stürzen könnten, enthält er ihm vor. Der Arzt entscheidet somit aufgrund seines Wissens und seiner übergeordneten Position darüber, welche Behandlung für die Gesundheit und das Wohlergehen des Patienten die beste ist. (Klemperer 2005, S. 72 f.)

Im Deutschen wird dafür auch der Ausdruck »partizipative Entscheidungsfindung« verwendet. Grundsätzliche und essentielle Prinzipien von Shared Decision Making sind das Recht auf Selbstbestimmung und Autonomie von

Patientinnen und Patienten (Elwyn et al. 2012, S. 1361). Shared Decision Making führt bei Patienten zu mehr Wissen, vertieft deren Vertrauen in die getroffene Entscheidung, erhöht ihre aktive Beteiligung an der Behandlung und führt eher zur Entscheidung des Patienten für konservative Behandlungsmöglichkeiten (Stacey et al. 2017). Das bedeutet, dass Patientinnen und Patienten durch Shared Decision Making und Partizipation mehr Kontrolle über ihre Lebenssituation erhalten und sich weniger hilflos fühlen.

Elwyn et al. (2012) haben ein Modell für Shared Decision Making für die klinische Praxis entwickelt, das aus drei Teilen besteht, nämlich *choice talk* (Gespräch über Wahlmöglichkeiten), *option talk* (Gespräch über Alternativen) und *decision talk* (Gespräch über Entscheidungen). Nachdem ein Gesundheitsproblem erkannt bzw. diagnostiziert wurde, werden mit der Patientin/dem Patienten vernünftige bzw. angemessene Optionen für eine Behandlung umfassend diskutiert. Von besonderer Bedeutung ist in der Phase *choice talk* die Beachtung der persönlichen Präferenzen und das Ausmaß von Unsicherheit. Patientinnen und Patienten sind sich häufig über das Ausmaß von Unsicherheit hinsichtlich der erwünschten Wirkung bzw. dem Auftreten von unerwünschten Nebenwirkungen nicht bewusst. Daher ist es wichtig, die Bereitschaft zu vermitteln, Patienten in diesem Prozess der Entscheidungsfindung zu begleiten und zu unterstützen. In der nächsten Phase *option talk* wird zuerst der Stand des individuellen Wissens über die Erkrankung erhoben, um im Anschluss daran die verschiedenen Behandlungsoptionen sowie deren Vor- und Nachteile gemeinsam zu besprechen. Diese Phase schließt mit der Zusammenfassung der Behandlungsoptionen und der Überprüfung von Missverständnissen, ab. In der letzten Phase *decison talk* liegt der Fokus auf den Patientenpräferenzen. Falls sich eine Präferenz für eine Behandlungsmöglichkeit deutlich herauskristallisiert, wird die Patientin/der Patient danach gefragt, ob sie/er bereit ist, sich zu entscheiden bzw. ob weitere Informationen bzw. mehr Zeit für die Entscheidungsfindung benötigt wird. Elwyn et al. (2012) führen an, dass dieser gemeinsame Prozess der Entscheidungsfindung bedächtig und beratend unter Berücksichtigung der Vor- und Nachteile, der persönlichen Präferenzen schrittweise und durch Wiederholung wesentlicher Inhalte erfolgen soll.

Gesprächsführung

1.5.4 Problemlösungskompetenz

Benjamin S. ist 13 Jahre alt. Er verweigerte seit Wochen, in die Schule zu gehen, sodass sich seine Eltern entschlossen, die Hilfe der kinder- und jugendpsychiatrischen Ambulanz in Anspruch zu nehmen. Er wurde stationär aufgenommen. Die Abläufe und das Wochenprogramm der kinder- und jugendpsychiatrischen Abteilung, dazu gehört auch der tägliche Schulbesuch, wurde von Frau B. als zuständige Pflegeperson mit Benjamin gemeinsam besprochen. Zum Aufnahmeprozedere gehörte unter anderem, dass neben verschiedenen Blutabnahmen auch das Gewicht, die Körpergröße und die Ernährungsgewohnheiten erhoben wurden. Dabei fiel auf, dass er für seine Körpergröße zu viel Gewicht hatte. Benjamin war ein angenehmer, etwas traurig wirkender Junge. Er sagte, dass seine Mitschülerinnen und Mitschüler mit ihm nicht Fußball spielen würden, weil er zu langsam sei. Das würde ihn ziemlich belasten. Im Rahmen dieses Aufnahmegesprächs stellte sich weiter heraus, dass Benjamin seinen Durst ausschließlich mit einem speziellen industriell hergestellten Eistee löscht. Da dieses Produkt 75 g Zucker pro Liter enthält, nimmt Benjamin sehr viele zusätzliche Kalorien zu sich, die er nicht verbrennt. Frau B. hatte eine Idee, wie sie dieses Problem Benjamin verständlich vermitteln und ihm dabei helfen kann, zukünftig selbst zu erkennen, welche Getränke für ihn geeignet sind. Frau B. verfolgte das Ziel, dass Benjamin zukünftig selbstständig diesbezügliche Entscheidungen treffen kann. Sie baute neben unterschiedlichen industriell hergestellten Getränken, zuckerfreiem Tee und Wasser die darin enthaltene Zuckermenge mit Würfelzucker auf. Benjamin erkannte auf einen Blick, dass der Zuckergehalt unterschiedlich hoch war und Wasser keinen Zucker enthielt. Da Benjamin ein guter Schüler war, zeigte Frau B. ihm, wie viele Kilokalorien Zucker enthält und wie der Zuckergehalt einzelner Getränke berechnet werden kann. Er lernte sehr schnell, wo die Angaben dazu auf den Getränkepackungen zu finden und wie sie zu berechnen sind. Auf der kinder- und jugendpsychiatrischen Abteilung war ein Fahrrad mit einem Display, das angab, wie viele Kilometer man gefahren ist und wie viele Kalorien dabei verbrannt wurden. Frau B. bat Benjamin, sich auf das Fahrrad zu setzen und kräftig in die Pedale zu treten. Auf diese Weise zeigte ihm Frau Bauer auf, wie lange er mit dem Fahrrad fahren muss, um eine entsprechende Kalorienmenge zu verbrennen. Benjamin war erstaunt, wieviel Zeit das in Anspruch nahm. Gleichzeitig war er stolz darauf, dass er auf der Basis seiner Berechnungen selbst entscheiden konnte, welches Getränk er auswählen möchte. Seine Freude war groß, als er bei der nächsten wöchentlichen Gewichtskontrolle bereits 0,6 kg abgenommen hatte.

Problemlösungsunterstützung Menschen sind lebenslang mit einer Vielzahl von Problemen konfrontiert, für die sie im Alltag überwiegend selbstständig eine Lösung finden, indem sie auf bewährte Lösungsstrategien zurückgreifen, die in der Vergangenheit zu einem befriedigenden Ergebnis geführt haben. Wenn jedoch komplexe gesundheitliche Probleme auftreten, brauchen Menschen hierfür Unterstützung, da sie sich in der Suche nach einer Lösung vor unlösbaren Problemen befinden können. Darüber hinaus kann ein in der Gegenwart kleineres Gesundheitsproblem zu deutlich größeren in der Zukunft führen, falls es nicht gelingen sollte, eine Lösung zu finden. Ein Beispiel dafür sind Komplikationen, die im Rahmen eines Diabetes mellitus durch ein suboptimales Blutzuckerselbstmanagement entstehen können. In der Pflegepraxis wird dafür unter anderem der Pflegeprozess angewendet. Der Pflegeprozess ist ein systematischer und zielgerichteter Arbeitsablauf, mit dem Pflegende Probleme beim Patienten erkennen und adäquate Interventionen planen, organisieren, durchführen und evaluieren, um diese Probleme zu beheben. Er wird individuell für jede Patientin/jeden Patienten durchgeführt. Darüber hinaus benötigen Patientinnen und Patienten, die unter mehr oder weniger erheblichen gesundheitlichen Problemen leiden, Wissen darüber, wie sie diese Probleme in ihrem Alltag möglichst autonom lösen können. Menschen neigen dazu, bei auftretenden Problemen individuelle Ansichten einzunehmen. Für die Lösung dieser aufgetretenen Probleme stehen häufig unterschiedliche Lösungswege zur Verfügung. Die Wahl eines Lösungsweges kann unter anderem von den individuellen Patientenpräferenzen beeinflusst werden. Problem Solving ist eine individualisierte Intervention, die zu Verhaltensänderungen führt, da sie den individuellen Kontext und spezifische Barrieren im alltäglichen Leben der Patienten berücksichtigt. Dazu ist es notwendig, vor der Problemlösung zunächst das Problem sehr genau zu definieren und ggf. auf damit verbundene Gefühle zu achten. Ausgehend von der Problemdefinition, die ausschließlich von der Ebene der Patientin bzw. des Patienten abgeleitet wird, werden individuelle Möglichkeiten aber auch damit verbundene Herausforderungen abgeleitet, die zur Lösung des Problems zur Verfügung stehen. Dieser Prozess ist strukturiert und besteht aus verschiedenen Stufen. Zunächst werden die spezifischen Barrieren definiert und eine mögliche Perspektive für deren Bewältigung entwickelt. In einem weiteren Schritt werden mögliche Lösungen vorgeschlagen, die Vor- und Nachteile gegeneinander abgewogen, um daraus die beste Möglichkeit auszuwählen, die zur Lösung führen soll. Die einzelnen Schritte in diesem Prozess sollen spezifisch auf das Problem abgestimmt, messbar, in einem angemessenen Zeitraum erreichbar und realistisch sein. Schließlich wird die gewählte Vorgehensweise getestet und ggf. überarbeitet bzw. adaptiert (Apter et al. 2011).

1.5.5 Adhärenzförderung

Hermine M. ist 78 Jahre alt und leidet seit einigen Jahren an einer Herzinsuffizienz und Bluthochdruck, daher nimmt sie täglich mehrere Medikamente ein. Sie führt ihren Haushalt selbst, fühlt sich jedoch nach der Hausarbeit ziemlich erschöpft. Frau M. hat eine große Familie und trifft sich mehrmals wöchentlich mit ihren Freundinnen, um mit ihnen nach dem Mittagessen Karten zu spielen. Sie bemerkte jedoch, dass diese Aktivitäten sie schnell ermüden. Vor einigen Monaten sind Frau M. ihre geschwollenen Beine aufgefallen. Daher hat der Hausarzt zusätzlich Furosemid angeordnet, das sie täglich zum Frühstück einnehmen soll. In den ersten Wochen hat Frau M. die Anordnung strikt eingehalten und bemerkte, dass sie weniger erschöpft und müde war, auch die Beinödeme hatten abgenommen. Die vermehrte Harnausscheidung hielt manchmal bis in den frühen Nachmittag an. Daher hat sie begonnen an den Kartenspieltagen kein Furosemid mehr einzunehmen, weil sie während eines Spieles nicht zur Toilette gehen wollte. Schließlich löste sie auch die Rezepte nicht mehr ein. Die Beinödeme nahmen wieder zu, zudem atmete sie schwer. Eines Tages musste sie sogar in die Notaufnahme, weil sie aufgrund von Atemnot panische Angst und schaumigen Auswurf aufgrund eines Lungenödems hatte, beides wurde mit Diuretika und einer Sauerstoffgabe behandelt. Frau W. war die zuständige Pflegeperson und fragte Frau M., warum sie der Anordnung des Hausarztes nicht mehr gefolgt sei. Sie gab an, dass sie sich ihr Kartenspiel durch die Toilettengänge nicht verderben lassen wolle. Frau W. fragte, ob es Tageszeiten gäbe, an denen sie die Toilettengänge nicht stören würden, worauf Frau M. angab, dass sie früh aufstehen würde und am Vormittag zuhause sei. Frau W. schlug vor, das Diuretikum gleich nach dem Aufwachen in der Früh einzunehmen, damit die vermehrte Ausscheidung bis zum Mittagessen abgeschlossen sei. Frau M. setzte diese Idee in ihrer alltäglichen Praxis um. Zudem kam sie selbst auf die Idee, dass sie den Wecker stellen kann, um das Furosemid einzunehmen. Schließlich könnte sie danach noch etwas weiterschlafen und ihren Tag freier gestalten.

Komplexe Therapieregime

Das Krankheitsspektrum hat sich in den letzten Jahrzehnten deutlich von akuten hin zu chronischen Erkrankungen verschoben. Für eine große Anzahl chronisch kranker Menschen ist damit unter anderem eine Veränderung ihres Verhaltens (z. B. im Hinblick auf Ernährung, Bewegung) und die tägliche Einnahme von verschiedenen Medikamenten verbunden. Dabei wird die Einnahme von fünf oder mehr Medikamenten als Polypharmazie bezeichnet. Der Anteil der über 65-jährigen beträgt rund 20 % der Gesamtbevölkerung Deutschlands und wird in den kommenden 30 Jahren auf mehr als 30 % ansteigen. Zu dieser Bevölkerungsgruppe gehören die meisten Patientinnen und Patienten, die täglich viele Medikamente einnehmen müssen. Bei rund 42 % der über 65-Jährigen liegt Polypharmazie vor, diese Gruppe nimmt fünf und mehr Wirkstoffe täglich ein (Moßhammer et al. 2016). Die Einhaltung komplexer Therapieschemata ist für viele Menschen mit erheblichen Schwierigkeiten verbunden und kann eine Einschränkung der Therapietreue nach sich ziehen. Im Jahr 2003 hat die Weltgesundheitsorganisation ihren Bericht »Adherence to long-term therapies – Evidence for Action« publiziert und festgestellt, dass nur die Hälfte der chronisch kranken Patientinnen und Patienten in den entwickelten Ländern Therapieempfehlungen folgen, jedoch effektive Maßnahmen zur Steigerung der Adhärenz die Gesundheit der Menschen deutlich verbessern könnte (WHO 2003). Die Auswirkungen von Non-Adhärenz sind erheblich. Russe (2018) gibt dazu an, dass in den USA etwa 125.000 und in der Europäischen Union (EU) 200.000 Todesfälle auf mangelnde Pharmakotherapietreue zurückzuführen seien und in den USA 64 % der innerhalb von 30 Tagen notwendigen Rehospitalisierungen verursachen würde. Non-Adhärenz führt in der EU zu vermeidbaren Kosten von 125 Mrd. Euro, in Deutschland werden die direkten und indirekten Kosten von Non-Adhärenz auf bis zu 10 Mrd. Euro jährlich geschätzt (Russe 2018).

Der Begriff Adhärenz wurde im Rahmen einer Konferenz der WHO im Juni 2001 definiert. Es wird zwar vor allem auf Medikamentenadhärenz fokussiert, der Begriff ist jedoch weit umfassender und bezieht unterschiedliche Verhaltensweisen wie das Einholen eines ärztlichen Rates, das Einlösen von Rezepten, die korrekte Einnahme von Medikamenten, das Auffrischen von

Schutzimpfungen, die Wahrnehmung von Follow-up-Terminen, die Ausführung von Verhaltensänderungen im Hinblick auf Selbstmanagement bei Asthma oder Diabetes, Rauchen oder Empfängnisverhütung, riskante sexuelle Verhaltensweisen, ungesunde Ernährung und zu geringe physische Bewegung mit ein. Daraus resultierte folgende Definition für Adhärenz, nämlich:

> »the extent to which a person's behaviour – taking medication, following a diet, and/or executing lifestyle changes, corresponds with agreed reommendations for a health care provider« (WHO 2003, S. 3).

Mit dem Begriff »Health Care Provider« sind Ärztinnen und Ärzte, Pflegepersonal oder andere Gesundheitsberufe gemeint. Diese bauen eine partnerschaftliche Beziehung zum Patienten auf und stützen sich auf die Expertise jedes einzelnen. Die Qualität der therapeutischen Beziehung ist eine wichtige Determinante für Adhärenz und ist durch die gemeinsame Abwägung und Aushandlung aller Behandlungsmöglichkeiten charakterisiert. Diese gemeinsame Vorgehensweise soll in der Folge zu einem Verhalten der Patientinnen und Patienten führen, in dem deren Verhalten mit den vereinbarten Empfehlungen übereinstimmt.

1.6 Fazit

Die Anzahl chronisch kranker Menschen nimmt aus sehr verschiedenen Gründen zu. Eine chronische Erkrankung zu haben, bedeutet nicht nur komplexe Therapieschemata einhalten zu müssen, sondern die betroffenen Menschen laufen auch Gefahr, durch ein inadäquates Selbstmanagement Komplikationen zu erleiden, die ihre Lebensqualität beeinträchtigen und ihr Leiden durch Komplikationen vermehren können. Edukative Aktivitäten bzw. Patientenedukation sind zentrale Elemente einer professionellen Pflegepraxis. Erweiterte Kompetenzen akademisch gebildeter Pflegepersonen können durch ihr vertieftes Wissen maßgeblich dazu beitragen, die individuelle Handlungsfähigkeit dieser Menschen im Hinblick auf ihre chronische Erkrankung zu erweitern und Selbstmanagement anzustreben, das ein Leben in Autonomie über lange Zeit erhalten kann. Dazu ist ein Paradigmenwechsel in der Praxis des Gesundheitswesens erforderlich, damit das Handlungsfeld Patientenedukation in der interprofessionellen Zusammenarbeit mit anderen Berufsgruppen im Gesundheitswesen für chronisch kranke Menschen einen essentiellen Beitrag zu einem erfolgreichen Leben trotz chronischer Erkrankung leisten kann.

Paradigmenwechsel

Lernaufgaben

1. Wozu soll das Studium der Pflege bzw. die Ausbildung zur Pflegefachkraft im Hinblick auf edukative Maßnahmen befähigen?

2. In welche zentralen Strategien lassen sich moderne edukative Interventionen einteilen?
3. Was sind zukünftige Handlungsfelder von akademisch ausgebildeten Pflegepersonen im Bereich der Patientenedukation?
4. Was sind zentrale Charakteristika chronischer Erkrankungen? Mit welchen Veränderungen ihres alltäglichen Lebens sind chronisch kranke Menschen konfrontiert? Welche Fähigkeiten benötigen Patientinnen und Patienten, um ihre chronische Erkrankung im Alltag bewältigen zu können?

Reflexionsaufgaben

1. Versetzen Sie sich in die Lage eines Menschen mit einer chronischen Erkrankung. Welche der erläuterten übergeordneten Ziele der Patientenedukation wären für Sie von größter Bedeutung? Was würden Sie sich von Pflegekräften wünschen, die an ihrer gesundheitlichen Versorgung beteiligt sind?
2. Die Auswirkungen von Non-Adhärenz sind sowohl für Patientinnen und Patienten als auch für das Gesundheitswesen erheblich. Medikamente, die nicht oder nicht korrekt eingenommen werden, können ihre Wirkung nicht entfalten. Wie könnte die Adhärenz von Patientinnen und Patienten durch Pflegekräfte gefördert werden?
3. Ein Verhalten zu ändern oder eine Gewohnheit aufzugeben ist schwer. Wie könnten Patientinnen und Patienten darin unterstützt werden, ein neues bzw. erwünschtes Verhalten leichter zur Gewohnheit werden zu lassen?
4. Im Pflegealltag ist es erforderlich, viele Pflegeprobleme zu lösen. Wie kann die Partizipation von Patientinnen und Patienten gefördert werden, sodass gemeinsam eine Lösung für ein Pflegeproblem im Sinn von Shared Decision Making gefunden werden kann, die die Patientenpräferenzen berücksichtigt?

Literatur

Apter A J, Wang X, Bogen D K, Rand C S, McElligot S, Polsky D, Gonzalez R, Priolo C, Adam B, Geer S & Ten Have T (2011). Problem-solving to Improve Adherence and Asthma Outcomes in Urban Adults with Moderate or Severe Asthma: A Randomized Controlled Trial. In: Journal of Allergy and Clinical Immunology. 128. Jg., Heft 3, 516-523.e5

Abt-Zegelin A. (2006). Mikroschulungen - Pflegewissen für Patienten und Angehörige, Teil 1. In: Die Schwester/Der Pfleger. 45.Jg., Heft 1, 62–65

van de Bovenkamp H M & Dwarswaard J (2016). The complexity of shaping self-management in daily practice. In: Health Expectations. 20. Jg., Heft 5, 952–960

Christman E, Holle R, Schüssler D, Beier J & Dassen T (2004). Mündliche Informationen von PatientInnen durch Pflegende - Am Beispiel von PatientInnen mit Schlaganfall. In: Pflege. 17 Jg., Heft 3, 165–175

Dreier A, Rogalski H, Homeyer S, Oppermann R F & Hoffmann W (2015). Aufgabenneuverteilung von Pflege und Medizin. Aktueller Stand, Akzeptanz und erforderliche Qualifizierungsveränderungen für die pflegerische Profession. In: Zängl P (Hrsg.). Zukunft der Pflege. 20 Jahre Norddeutsches Zentrum zur Weiterentwicklung der Pflege. Wiesbaden: Springer VS, S. 95–115

DPR & DGP (2014). Arbeitsfelder akademisch ausgebildeter Pflegefachpersonen. Berlin/Duisburg: Deutscher Pflegerat e. V., Deutsche Gesellschaft für Pflegewissenschaft e. V. (https://deutscher-pflegerat.de/Fachinformationen/2015-04-17-DGP-Papier_final.pdf; Zugriff am 09.12.2019)

Elwyn G, Frosch D, Thomson R, Joseph-Williams N, Lloyd A, Kinnersley P, Cording E, Tomson D, Dodd C, Rollnick S, Edwards A & Barry M (2012). Shared Decision Making: A Model for Clinical Practice. In: Jounal of General Internal Medicine. 27. Jg., Heft 10, 1361-1367

Ewers M (2001). Anleitung als Aufgabe der Pflege. Ergebnisse einer Literaturanalyse. Bielefeld: Institut für Pflegewissenschaft an der Universität Bielefeld (IPW)

Forster R (2015). Gutachten zur Bürger- und Patientenbeteiligung im österreichischen Gesundheitssystem. Endbericht. (https://oekuss.at/sites/oekuss.at/files/inline-files/Gutachten%20zur%20B%C3%BCrger-%20und%20Patientenbeteiligung%20im%20%C3%B6sterreichischen%20Gesundheitssystem.pdf; Zugriff am 24.11.2019)

Gerber M, Kraft E & Bosshard C (2014). Shared Decision Making - Arzt und Patient entscheiden gemeinsam. In: Schweizerische Ärztezeitung. 95 Jg., Heft 50,1883–1889

Giger M & De Geest S (2008). Neue Versorgungsmodelle und Kompetenzen sind gefragt. In: Schweizerische Ärztezeitung. 89 Jg., Heft 43, 1839–1843

Hauner H, Köster I & Schubert I (2007). Trends in der Prävalenz und ambulanten Versorgung von Menschen mit Diabetes mellitus. In: Deutsches Ärzteblatt. 104. Jg., Heft 41, 2799–2805

Haslbeck J, Klein M, Bischofberger I & Sottas B (2015). Leben mit chronischer Krankheit. Die Perspektive von Patientinnen, Patienten und Angehörigen. (Obsan Dossier 46). Neuchâtel: Schweizerisches Gesundheitsobservatorium

Haslbeck J (2017). Medication Literacy – Gesundheitskompetenz, chronische Krankheit und Selbstmanagement bei Medikamenten. In: Schaeffer D, Pelikan J-M (Hrsg.). Health Literacy: Forschungsstand und Perspektiven. Bern: Hogrefe, S. 259–275

Hummel-Gaatz S & Doll A (2007). Unterstützung, Beratung und Anleitung in gesundheits- und pflegerelevanten Fragen fachkundig gewährleisten. München: Urban & Fischer

Hüper C & Hellige B (2016). Kooperative Pflegeberatung und Beratungsqualität. Frankfurt am Main: Mabuse-Verlag

Isfort, M. & Weidner, F. et al. (2010): Pflege-Thermometer 2009. Eine bundesweite Befragung von Pflegekräften zur Situation der Pflege und Patientenversorgung im Krankenhaus. Herausgegeben von: Deutsches Institut für angewandte Pflegeforschung e. V. (dip), Köln. (https://www.dip.de/fileadmin/data/pdf/material/dip_Pflege-Thermometer_2009.pdf; Zugriff am 09.12.2019)

Jurkowitsch R E (2016). Mikroschulung Mikrolagerung. Ergebnisse des Implementierungsprojektes der ersten österreichischen Mikroschulung. In: PADUA. 11. Jg., Heft 5, 339–342

Klemperer D (2005). Shared Decision Making und Patientenzentrierung - vom Paternalismus zur Partnerschaft in der Medizin. Teil 1: Modelle der Arzt-Patient-Beziehung. In: Balint-Journal, Band 6., Heft 3, 71–79

Knigge-Demal B & Hundenborn G (2011). Leitfaden zur Entwicklung und Einführung modularsierter Curricula in beruflichen Bildungsgängen der Altenpflege im Rahmen des Projektes »Modell einer gestuften und modularisierten Altenpflegequalifizierung. (https://www.dip.de/fileadmin/data/pdf/material/Mod_05_Handlungsleitfaden-Modularisierung.pdf; Zugriff am 09.12.2019)

Koch-Straube U (2008). Beratung in der Pflege. 2. Aufl., Bern: Hans Huber

Kolpatzik K, Schaeffer D & Vogt D (2018). Förderung der Gesundheitskompetenz. In: Szepan N M & Wagner F (Hrsg.) (2018). Agenda Pflege 2021. Grundlagen für den fachpolitischen Diskurs. Berlin: KomPart Verlagsgesellschaft, S. 75–91

Moßhammer D, Haumann H, Mörike K & Joos S (2016). Polypharmazie Tendenz steigend, Folgen schwer kalkulierbar. In: Deutsches Ärzteblatt. 113. Jg., Heft 38, 38, 627–633

Mühlbacher A C & Kaczynski A (2015). Patientenpräferenzen in der medikamentösen Therapie von Diabetes Mellitus Typ 2. In: Bundesgesundheitsblatt. 58. Jg., Heft 4-5, 452–466

Prütz F, Seeling S, Ryl L, Scheidt-Nave C, Ziese T & Lampert T (2014). Welche Krankheiten bestimmen die Zukunft. In: Badura B, Ducki A, Schröder H, Klose J & Meyer M (Hrsg). Fehlzeiten-Report 2014. Erfolgreiche Unternehmen von morgen – gesunde Zukunft heute gestalten. Berlin/Wiesbaden: Springer VS, S. 113–126

Robert Koch-Institut (Hrsg.) (2015). Gesundheit in Deutschland. Gesundheitsberichterstattung des Bundes. Gemeinsam getragen von RKI und Destatis. Berlin: RKI

Russe Q O (2018). Das Gesundheitssystem braucht mehr Adhärenz. In: Gesundheitssystem. 80 Jg., Heft 3, 80, 305–307

Sachverständigenrat zur Begutachtung der Gesundheit im Gesundheitswesen (2009). Koordination und Integration - Gesundheitsversorgung in einer Gesellschaft des längeren Lebens. (http://www.svr-gesundheit.de/fileadmin/user_upload/Gutachten/2009/Kurzfassung-2009.pdf; Zugriff am 15.11.2017)

Sahlsten M J M, Larsson I, Sjöström B & Plos K A E (2009). Nurse strategies for optimising patient participationin nursing care. In: Scandinavian Journal of Caring Sciences. 23. Jg., Heft 3, 490–497

Schaeffer D & Haslbeck J (2016). Bewältigung chronischer Krankheit. In: Richter M & Hurrelmann K (Hrsg.). Soziologie von Gesundheit und Krankheit. 1. Aufl., Wiesbaden: Springer VS, S. 242–256

Petermann F & Schaeffer D (2011). Patientenberatung/Patientenedukation. In: Bundeszentrale für gesundheitliche Aufklärung (BZgA) (Hrsg.). Leitbegriffe der Gesundheitsförderung. Köln: BZgA, S. 413–416

Schaeffer D & Schmidt-Kaehler S (2012). Lehrbuch Patientenberatung. 2., vollständig überarbeitete und erweiterte Auflage. Bern: Huber

Schaeffer D & Moers M (2009). Abschied von der Patientenrolle? Bewältigungshandeln im Verlauf chronischer Krankheit. In: Schaeffer D (Hrsg.). Bewältigung chronischer Krankeit im Lebenslauf. Bern: Hans Huber, S. 111–131

Schmid-Kaehler S, Vogt D, Berens E M, Horn A & Schaeffer D (2017). Gesundheitskompetenz: Verständlich informieren und beraten. Material- und Methodensammlung zur Verbraucher- und Patientenberatung für Zielgruppen mit geringer Gesundheitskompetenz. Bielefeld: Universität Bielefeld

Simon A & Flaiz B (2015). Der Bedarf hochschulisch qualifizierter Pflegekräfte aus Sicht der Praxis – Ergebnisse einer Expertenbefragung. In: Pflege & Gesellschaft. 20 Jg., Heft 2, 154–172

Smoliner A, Hantikainen V, Mayer H & Them C (2008). Die Patientenpräferenzen im Konzept Evidence-based Nursing. In: Pflegewissenschaft. 11. Jg., Heft 5, 288–294

Stacey D, Légaré F, Lewis K, Barry M J, Bennett C L, Eden K B, Holmes-Rovner M, Llewellyn-Thomas H, Lyddiatt A, Thomson R, Trevena L (2017). Decision aids for people facing health treatment or screening decisions. Cochrane Database of Systematic Reviews. 4: CD001431

Statistisches Bundesamt (2018). Durchschnittliche Verweildauer in deutschen Krankenhäusern in den Jahren 1992 bis 2017. Zitiert nach statista.com (https://de.statista.com/statistik/daten/studie/2604/umfrage/durchschnittliche-verweildauer-im-krankenhaus-seit-1992/; Zugriff am 09.12.2019)

Sunder N & Segmüller T (2017). Pflegegezogene Patientenedukation in Deutschland - ein deskriptives Update. In Segmüller T (Hrsg.) Beraten, Informieren und Schulen – ausgewählte Beiträge der Sektionsarbeit: Sektion BIS. Duisburg: Deutsche Gesellschaft für Pflegewissenschaft

Tobiano G, Bucknall G, Marshall A, Guinane J & Chaboyer W (2016). Patients' perceptions of participation in nursing care on medical wards. In: Scandinavian Journal of Caring Sciences. 30 Jg., Heft 2, 260–270

VPU (Hrsg.) (2015). Einsatz akademisch ausgebildeter Pflegefachpersonen in der Praxis. (http://www.vpuonline.de/de/pdf/presse/2015-05-29_abschlussbericht.pdf; Zugriff am 09.12.2019)

Wissenschaftsrat (2012). Empfehlungen zu hochschulischen Qualifikationen für das Gesundheitswesen. (https://www.wissenschaftsrat.de/download/archiv/2411-12.pdf;jsessionid=CEC8E55E813B99A448FCBDCF18882ACE.delivery1-master?__blob=publicationFile&v=3; Zugriff am 25.11.2019)

World Health Organization (2003). Adherence to Long-Term Therapies. Evidence for action. Genf: World Health Organization

World Health Organization (1998). Health Promotion Glossary. Genf: WHO

Zum Weiterlesen

Corbin J M & Strauss A L (2010). Weiterleben lernen. Verlauf und Bewältigung chronischer Krankheit. 3. Auflage. Bern: Hans Huber

Sunder N & Segmüller T (2017). Pflegebezogene Patientenedukation in Deutschland - ein deskriptives Update. In Segmüller T (Hrsg.) Beraten, Informieren und Schulen – ausgewählte Beiträge der Sektionsarbeit: Sektion BIS. Duisburg: Deutsche Gesellschaft für Pflegewissenschaft

World Health Organization (2002) Innovative Care for Chronic Conditions. Building Blocks for Action. Global Report. Genf: World Health Organization

2 Health Literacy

Irene Müller

Moderne Gesellschaften sind von einem zunehmenden Grad an Komplexität gekennzeichnet. Das betrifft auch das Gesundheitswesen. Es gibt eine Flut an Informationen zu gesundheits- und lebensstilbezogenen Fragen. Gleichzeitig werden Menschen in wachsendem Ausmaß herausgefordert, neben anderen Entscheidungen auch jene für einen gesunden Lebensstil zu treffen. Ein komplexer werdendes Gesundheitssystem hat durch die damit verbundene Spezialisierung viele Vorteile. Gleichzeitig wird es immer schwieriger für Menschen, jene Personen im Gesundheitswesen zu finden, die für eine spezifische Fragestellung die richtigen Ansprechpersonen sind. Dies wird auch für sehr gut ausgebildete Menschen eher schwerer als leichter. Daher soll dieses Kapitel für das Thema Health Literacy bzw. Gesundheitskompetenz sensibilisieren, damit besonders vulnerable Gruppen, wie z. B. chronisch kranke und/oder ältere Menschen leichter erkannt werden können. Schließlich wird auf verschiedene Vorgehensweisen zur Förderung von Health Literacy eingegangen.

2.1 Praxisbeispiel

Maria A. ist im vierten Semester ihres dualen Bachelorstudiums der Gesundheits- und Krankenpflege. Über den Sommer absolviert sie ihr Praktikum auf einer unfallchirurgischen Abteilung eines Krankenhauses. Seit zwei Tagen betreut Maria einen Patienten, der aufgrund einer schmerzhaften Knieverletzung aufgenommen wurde. Herr L. ist 42 Jahre alt, von Beruf Dachdecker und aufgrund der körperlichen Arbeit, die mit seiner beruflichen Tätigkeit verbunden ist, in einem sehr guten Trainingszustand. Darüber hinaus spielt er gerne Handball. Er sagte, dass er auf dem Dach abgerutscht sei, sich sein rechtes Kniegelenk verdreht und stechende Schmerzen im Kniegelenk verspürt hätte. Das Knie war gerötet, geschwollen und schmerzte sehr. Darüber hinaus konnte er sein rechtes Bein nicht mehr vollständig strecken oder beugen. Daher suchte er die Unfallambulanz auf. Dort wurde ein Verdacht auf einen Meniskusriss festgestellt und eine Arthroskopie des Knies vorgeschlagen, mit der Herr L. einverstanden war. Die Arthroskopie des Knies und des Meniskus ergab jedoch einen anderen Befund. Die Kniegelenksflächen waren mit Kristallen übersät. Es erhob sich der Verdacht auf eine Gicht. Daher wurde postoperativ der Harnsäurespiegel im Blut bestimmt. Ein normaler Harnsäurewert beträgt 2,5-6,5 mg/dl. Herr L. wies jedoch einen stark erhöhten Wert auf, nämlich 14,8 mg/dl. Daher erhielt er von der Stationsleitung einen Flyer, der alle relevanten Informationen zu Ernährung und der Wirksamkeit von Medikamenten (Urikostatika, Urikosurika) enthielt und in einer verständlichen Sprache verfasst war. Maria wollte bei Herrn L. einen Verbandswechsel am Knie durchführen und beobachtete, dass er zwei Brötchen mit je einer dicken Leberkäsescheibe aß, die ihm seine Frau mitgebracht hatte. Ihr fiel auf, dass die Patienteninformation auf dem Nachtschrank lag und Herr L. viele Fragen an Maria stellte. Er konnte sich nicht erklären, wie sein hoher Harnsäurespiegel entstanden sei. Herr L. fragte, was purinhaltige Nahrungsmittel seien, was er zukünftig essen oder trinken dürfe, welche Gefahren ein hoher Harnsäurespiegel nach sich ziehen könne und ob es neben den Medikamenten noch einen anderen Weg gäbe, den Harnsäurespiegel zu senken. Maria fragte ihn, ob er die Patienteninformation bereits gelesen hätte, da diese Fragen darin sehr umfassend und evidenzbasiert beantwortet worden seien. Herr L. sagte, dass er sie nicht gelesen hätte, da seine Frau die Brille zuhause vergessen hätte. Herr L. bat Maria darum, ihm seine Fragen zu beantworten, da er den Flyer ohne Brille nicht lesen könne.

2.2 Einführung

Der Begriff Health Literacy wurde in den 70er-Jahren des vergangenen Jahrhunderts eingeführt. Health Literacy wird meistens auf Deutsch mit Gesundheitskompetenz übersetzt (Schaeffer & Pelikan 2017, S. 11). Das englische Wort Literacy steht für Lese- und Schreibkompetenz. Im weiteren Sinne werden darunter auch Kompetenzen wie sinnerfassendes Textverstehen, sprachliche Abstraktionsfähigkeit, Lesefreude, Vertrautheit mit Büchern bis hin zum kompetenten Umgang mit Medien subsumiert. Schaeffer und Pelikan (2017) führen an, dass Literalität als Voraussetzung für gesellschaftliche Teilhabe verstanden und in verschiedenen Kontexten für alltagsrelevante Fähigkeiten verwendet wird. Menschen treffen jeden Tag Entscheidungen, die ihre Gesundheit beeinflussen können. Ein Beispiel hierfür sind Kaufentscheidungen und Konsumverhalten im Hinblick auf die Ernährung. Diesbezügliche Entscheidungen sind durch die ständige Verfügbarkeit von Nahrungsmitteln, die große Vielfalt des Angebotes und der Inhaltsstoffe (z. B. hoher Zucker-, Fett- und Salzgehalt) komplizierter geworden. Darüber hinaus werden diesbezügliche Entscheidungen durch Werbung positiv oder negativ beeinflusst. Vor allem Kinder können sich nicht davor schützen. Darüber hinaus können sie noch nicht entscheiden, inwiefern beispielsweise nicht-alkoholische Getränke und Lebensmittel mit

Lese- und Schreibkompetenz

hohem Zucker-, Salz- und Fettgehalt ihre Gesundheit langfristig beeinflussen und ggf. die Entstehung lebensstilbezogener Erkrankungen fördern.

Teilhabe und Selbstbestimmung

Bereits in der Ottawa-Gesundheitscharta wurde festgehalten, dass Gesundheitsförderung bzw. gesundheitsförderliches Verhalten darauf abzielt, durch aktives anwaltschaftliches Eintreten die Gesundheitsdeterminanten günstig zu beeinflussen. Kickbusch (2017) weist darauf hin, dass Teilhabe und Selbstbestimmung immer auch Machtfragen beinhalten und man daher einen zukunftsweisenden Gesundheitsdiskurs nicht ohne Reflexion über unterschiedliche Werteverständnisse und Demokratieauffassungen führen könne. Gesundheitskompetenz ist nur vordergründig eine Frage der Bildung. Es geht um weit mehr als nur um Wissen, sondern um Ermächtigung zum Handeln, ein Prozess, der sowohl eine individuelle als auch eine gesellschaftliche Komponente aufweist. Im Gesundheitswesen zeigt sich Macht beispielsweise in der Definitionsmacht über das Verständnis von gesund oder krank, der Kontrolle über Entscheidungsprozesse, der Verfügungsgewalt über Ressourcen, Wissen und Information. Daher müssen Organisationen ihre Strukturen und Entscheidungsprozesse dahingehend ändern, sodass sie trotz komplexer Systemabläufe transparent sind und für Bürgerinnen und Bürger, Patientinnen und Patienten sowie Angehörige durchschaubar und verstehbar werden (Kickbusch 2017).

2.3 Was ist Health Literacy?

Unter Health Literacy werden die im Alltag benötigten Fähigkeiten verstanden, um gesundheitsrelevante Entscheidungen treffen und entsprechende Handlungen umsetzen zu können (Schaeffer & Pelikan 2017, S. 11). Dabei sind die Lese- und Schreibfähigkeiten von Patientinnen und Patienten von zentraler Bedeutung, damit sie an Behandlungen und Therapien mitwirken können:

»Health literacy is linked to literacy and entails people's knowledge, motivation and competences to access, understand, appraise, and apply health information in order to make judgments and take decisions in everyday life concerning healthcare, disease prevention and health promotion to maintain or improve quality of life during the life course.« (Sørensen et al. 2012, S. 13).

Informationen erschließen und verarbeiten

Somit wird Health Literacy definiert als die erforderlichen literalen und kognitiven Fähigkeiten, um Informationen erschließen, rezipieren, verstehen und so nutzen zu können, dass sie zur informierten Entscheidungsfindung beim Management der eigenen Gesundheits- und Krankheitssituation im Alltag – der Gesundheitserhaltung und Prävention sowie der Krankheitsbewältigung und Versorgungsnutzung – beitragen (Schaeffer & Pelikan 2017, S. 53). Während sich frühere Definitionen eher an Krankheit und Krankheitsbewältigung orientierten, erweiterte die WHO (1998) durch ihre Definition dieses funktionale Verständnis. Health Literacy ist demnach ein

Bestandteil von Empowerment und umfasst die kognitiven und sozialen Fähigkeiten, die Individuen benötigen, um Informationen zu erschließen, zu verstehen und diese effektiv zu nutzen (Schaeffer & Pelikan 2017, S. 11 f). Darunter ist sowohl ein versierter Umgang mit gesundheitsrelevanten Informationen als auch die Voraussetzung der Gesunderhaltung gemeint. Vor allem Nutbeam (1998) prägte den Begriff Health Literacy:

> »Health Literacy represents the cognitive and social skills which determine the motivation and ability of individuals to gain access to, understand and use information in ways which promote and maintain good health.« (Nutbeam 1998, S. 357)

Er teilt das Konzept in drei Kategorien ein, nämlich die *funktionale*, *interaktive* und *kritische Gesundheitskompetenz*.

Kategorien der Gesundheitskompetenz

- Zur *funktionalen Gesundheitskompetenz* werden ausreichende basale Schreib- und Lesefähigkeiten gezählt, um Gesundheitsinformationen zu verstehen, zu nutzen und umzusetzen.
- Die *interaktive Gesundheitskompetenz* betont fortgeschrittene kognitive Fähigkeiten, die gemeinsam mit sozialen Fähigkeiten dazu genutzt werden, eine aktive Rolle im Gesundheitssystem einzunehmen, Informationen zu erhalten, diese zu kommunizieren sowie neue gesundheitsrelevante Informationen auf sich verändernde Umstände anzuwenden und zu interpretieren.
- Eine *kritische Gesundheitskompetenz* ist dann vorhanden, wenn fortgeschrittene kognitive und soziale Fähigkeiten gemeinsam angewendet werden, um Gesundheitsinformationen und -angebote kritisch zu beurteilen und diese für die Einflussnahme auf Lebensereignisse und -situationen zu nutzen (Nutbeam 2000, S. 263 f). Darüber hinaus sind Miron-Shatz et al. (2013) zufolge kritisch gesundheitskompetente Menschen in der Lage, die Qualität medizinischer Informationen einzuschätzen und die Güte von Quellen zu hinterfragen sowie Informationen zu verlangen, die sie bislang nicht erhalten haben. (ebd., S. 194 f)

2.4 Die Bedeutung von Health Literacy in der Pflege

Die Förderung von Health Literacy ist sowohl ein gesellschaftlich als auch für alle Gesundheitsberufe und somit für die professionelle Pflege ein äußerst relevantes Thema. Pflegepersonen verbringen den größten Anteil ihrer beruflichen Praxis in direktem Kontakt mit Patientinnen und Patienten.

> International wird professionell Pflegenden eine wichtige Funktion bei der Verbesserung der Gesundheitskompetenz zugeschrieben. Auch hierzulande eine entsprechende Entwicklung einzuleiten und die dazu nötigen Bedingungen zu schaffen, ist eine künftig wichtige pflegepolitische Aufgabe.« (Kolpatzik et al. 2018, S. 77)

Bedeutung von Pflegefachkräften

Dies wird den Autorinnen und Autoren zufolge beim Blick auf Pflegebedürftige und ihre Angehörigen besonders deutlich, da hier die Pflegeberufe eine Schlüsselrolle einnehmen. Patientinnen und Patienten sowie ihre Angehörigen können und sollen entscheiden und sich aktiv beteiligen, wenn es um die Erhaltung ihrer Gesundheit geht. Das gilt auch, wenn Behandlungs- und Versorgungsfragen bei Krankheit anstehen oder wenn es um die Versorgungsfrage selbst geht. Gerade Menschen mit chronischen Erkrankungen sind mit einem hohen Bedarf an Versorgung konfrontiert. Sie müssen die Herausforderungen, die mit der Nutzung des Gesundheitssystems verbunden sind und das alltägliche Leben mit einer chronischen Erkrankung gleichermaßen bewältigen. Kolpatzik et al. (2018) führen an, dass die Herausforderungen im Zusammenhang mit Krankheitsbewältigung und -versorgung enorm sind. Die Autorinnen und Autoren führen das Beispiel von Beipackzetteln von Medikamenten an, die für viele Menschen schwierig zu verstehen sind. Gerade chronisch kranke und viele ältere Menschen sind aufgrund ihrer gesundheitlichen Situation auf Medikamente angewiesen, müssen komplexe Medikamentenregime meistern und mit krankheitsrelevanten Informationen umgehen (Haslbeck 2017). Jedoch finden knapp drei Viertel der chronisch kranken Menschen in Deutschland viele der an sie gestellten Anforderungen im Umgang mit Gesundheitsinformationen schwierig (Schaeffer et al. 2016). Für die pflegerische Versorgung gilt das gleichermaßen und wird durch die Umbrüche, die mit den Pflegereformen einhergehen, sogar noch verstärkt (Kolpatzik et al. 2018, S. 82). Dies zeigt sich beispielsweise in der Suche nach Informationen über Therapie- und Unterstützungsmöglichkeiten. Ist diese erste Hürde genommen, sehen sich die betroffenen Menschen vor der nächsten, nämlich die erhaltenen Informationen zu beurteilen, ob diese relevant, vertrauenswürdig und korrekt sind. Auch dies wird von etwa 70 % der befragten Älteren und einem ähnlich hohen Anteil von Menschen mit chronischer Krankheit als sehr schwierig eingeschätzt. Viele betroffene Menschen wenden sich mit ihren offenen Fragen an ihren Hausarzt oder den Facharzt, deren Informationen von vielen nicht verstanden werden (Schaeffer et al. 2016). Es reicht nicht aus, Informationen anzubieten. Es wird eine Instanz benötigt, mit der diese besprochen und reflektiert werden können und die bei der Beurteilung für die individuelle Relevanz behilflich ist. Pflegepersonen stellen dafür eine geeignete Instanz dar, da sie Einblick in den Alltag der Patientinnen und Patienten und ihrer Angehörigen haben und ihnen eine geringere soziale Distanz zu den Patientinnen und Patienten bescheinigt wird (Kolpatzik et al. 2018).

Der Förderung von Health Literacy als Aufgabe der Pflege ist daher von enormer Bedeutung. Pflegepersonen sind wichtige Ansprechpartner für alle Patientinnen und Patienten sowie ihrer Angehörigen, weil sie von allen Gesundheitsprofessionen am meisten Zeit in direktem Kontakt mit diesen Personengruppen verbringen. Die Pflege von Menschen ist eng mit Kommunikation verbunden. Sie kommt dem Bedürfnis nach sozialem Kontakt, Zuwendung, Hilfe und Verständnis entgegen, gilt neben der Interaktion als entscheidender Indikator für die von Patientinnen und Patienten empfundene Qualität der gesundheitlichen Versorgung und macht Informationen auch bildungs- und sozial benachteiligten Menschen zugänglich (Christmann et al. 2004). Diese wichtige Kommunikations- und Informationsvermittlungsinstanz der Pflege hat für alle Patientinnen und Patienten und ihren Angehörigen bei Fragen der Krankheitsbewältigung, bei dauerhaften Funktionsbeeinträchtigungen und Pflegebedürftigkeit einen zentralen Stellenwert. Die Pflege ist darüber hinaus in Versorgungssituationen präsent, in denen der Bedarf an kommunikativer und edukativer Unterstützung direkt sichtbar wird. Diese Pflege- und Betreuungssituationen können zur Stärkung von Health Literacy genutzt werden. Das ist beispielsweise während der Durchführung von Pflegeinterventionen im Krankenhaus oder zuhause der Fall, ebenso bei der Aufnahme und Entlassung aus dem Krankenhaus oder wenn der häusliche Alltag nicht mehr allein bewältigt werden kann. Chronische Erkrankungen können dazu führen, dass sich durch weitere Gesundheitsprobleme die Versorgungssituation zuspitzt und Weichen für die weitere Vorgehensweise gestellt werden müssen. Schließlich können Pflegekräfte Patientinnen und Patienten und Angehörige beim Übergang in eine ambulante oder stationäre Palliativ- oder Langzeitversorgung unterstützen (Kolpatzik et al. 2018, S. 84). Voraussetzung dafür sind Gesundheitseinrichtungen, die ihre organisationalen Prozesse und Strukturen durch die Entwicklung von entsprechenden Rahmenbedingungen darauf abstimmen. Ein lange andauerndes chronisches Krankheitsgeschehen kann in Multimorbidität münden. Daher ist die direkte Unterstützung der Patientinnen und Patienten und ihrer Angehörigen hinsichtlich der Stärkung von Health Literacy (z. B. Patienten-, Angehörigenschulung, verständliche Informationsangebote) in der komplexen Versorgung wichtig, damit das Gesundheits- und Pflegepersonal individuelle patientenzentrierte Angebote zur Stärkung von Health Literacy umsetzen kann. Für die breite Umsetzung von Health Literacy bedarf es der gleichzeitigen Entwicklung von rechtlichen und finanziellen Anreizmechanismen für die Gesundheitseinrichtungen und die Fachkräfte (Nowak 2017).

2.5 Nationaler Aktionsplan

Eine hohe Gesundheitskompetenz ist mit einem gesundheitsförderlichen Lebensstil und der Anwendung präventiver Maßnahmen verbunden. Menschen mit einer hohen Gesundheitskompetenz ernähren sich besser und sind körperlich aktiver. Darüber hinaus korreliert eine hohe Gesundheitskompetenz mit einer geringeren Nutzung von Versorgungsangeboten wie Notfallambulanzen oder Arztpraxen (Schaeffer et al. 2018a). Die Autorinnen und Autoren verweisen hier auf eine Paradoxie:

> »Ausgelöst durch gesellschaftliche Entwicklungen wie den voranschreitenden demografischen und epidemiologischen Wandel, die wachsende Komplexität und Desintegration der Gesundheitssysteme, die Veränderung der Patientenrolle hin zu mehr Autonomie und Partizipation und besonders die schnell voranschreitende

Digitalisierung mit einer unübersichtlichen Informationsvielfalt – sind die Ansprüche an die Gesundheitserhaltung weiter gestiegen und ist der Umgang mit gesundheitsrelevanter Informationen immer bedeutender geworden. Zugleich aber ist es für den Einzelnen immer herausfordernder, mit der zwar äußerst vielfältigen, aber auch immer unübersichtlicher werdenden Verfügbarkeit von gesundheitsbezogenen Informationen angemessen umzugehen und sich die dazu nötige Kompetenz anzueignen, um im Alltag tragfähige und fundierte Gesundheitsentscheidungen treffen zu können.« (Schaeffer et al. 2018a, o. S.)

Unterschiedliche Niveaus von Gesundheitskompetenzen

Es wird deutlich, welche Bedeutung Gesundheitskompetenz bzw. Health Literacy für Menschen hat, um einerseits möglichst lange gesund zu bleiben, andererseits im Falle von Erkrankung eine möglichst hohe Lebensqualität bzw. relative Gesundheit zu erhalten. Es gibt jedoch erhebliche Unterschiede im Niveau von Gesundheitskompetenz in den acht teilnehmenden europäischen Ländern, wie die Europäische Health-Literacy-Studie (European Health Literacy Survey (HLS-EU)) aufzeigt (HLS-EU Consortium 2012). Während in den Niederlanden der Anteil an Befragten mit eingeschränkter Health Literacy am geringsten ist, hat Bulgarien mit über 60 % den höchsten Anteil an Befragten, die Schwierigkeiten haben, mit Gesundheitsinformationen umzugehen. In Deutschland hat das Bundesland Nordrhein-Westfalen an dieser Studie teilgenommen und schnitt im Ländervergleich durchschnittlich ab, 46,3 % der Befragten wiesen ein eingeschränktes Health-Literacy-Niveau auf (Schaeffer et al. 2016). Im Jahr 2016 wurden erstmals repräsentative Daten für ganz Deutschland veröffentlicht. Insgesamt verfügen 54,3 % – also mehr als die Hälfte der deutschen Bevölkerung – über eine eingeschränkte Gesundheitskompetenz. Demgegenüber stehen 45,7 % mit einer ausreichenden bzw. exzellenten Gesundheitskompetenz (Schaeffer et al. 2016, S. 39–40). Die Mehrheit der deutschen Bevölkerung hat daher erhebliche Schwierigkeiten im Umgang mit Gesundheitsinformationen. Schaeffer et al. (2018b) führen an, dass dies insbesondere für Menschen mit niedrigem Bildungsniveau und mit geringem sozioökonomischen Status, ältere Menschen, Menschen mit Migrationshintergrund und Menschen mit chronischen Erkrankungen gilt. Daher hat ein Expertenkreis den Nationalen Aktionsplan Gesundheitskompetenz erarbeitet (Schaeffer et al. 2018a, S. 6). Da die Anforderungen im Bereich der Gesundheitsförderung und der alltäglichen Lebenswelten für die Befragten die größten Schwierigkeiten im Umgang mit Gesundheitsinformationen aufwerfen, wurde von der Expertengruppe beschlossen, den alltäglichen Lebenswelten, Bildung, Arbeit, Konsum, Medien und Wohnquartier im Aktionsplan besondere Beachtung zu schenken und die Empfehlungen hierzu an die erste Stelle zu stellen. Weitere Anforderungen, die den Befragten Schwierigkeiten bereiten, sind die Einschätzung von Therapieinformationen, Entscheidungsfindung bei Gesundheits- und Behandlungsfragen, Kommunikation, insbesondere mit Ärzten, Orientierung und Navigation im Gesundheitssystem und für chronisch kranke Menschen das Erwerben von gesundheitsrelevanten Informationen bzw. den Umgang damit (Schaeffer et al. 2018b). Daher hat sich die Expertengruppe im Nationalen Aktionsplan Gesundheitskompetenz auf vier Handlungsbereiche konzentriert und für jeden Bereich konkrete Empfehlungen erarbeitet (Schaeffer et al. 2018a, S. 31 ff):

Handlungsbereich 1: Die Gesundheitskompetenz in allen Lebenswelten fördern

- Das Erziehungs- und Bildungssystem in die Lage versetzten, die Förderung von Gesundheitskompetenz so früh wie möglich im Lebenslauf zu beginnen
- Die Gesundheitskompetenz im Beruf und am Arbeitsplatz zu fördern
- Die Gesundheitskompetenz im Umgang mit Konsum- und Ernährungsangeboten stärken
- Den Umgang mit Gesundheitsinformationen in den Medien stärken
- Die Kommunen befähigen, in den Wohnumfeldern die Gesundheitskompetenz ihrer Bewohner zu stärken

Handlungsbereich 2: Das Gesundheitssystem nutzerfreundlich und gesundheitskompetent gestalten

- Gesundheitskompetenz als Standard auf allen Ebenen im Gesundheitssystem verankern
- Die Navigation im Gesundheitssystem erleichtern, Transparenz erhöhen und administrative Hürden abbauen
- Die Kommunikation zwischen den Gesundheitsprofessionen und Nutzern verständlich und wirksam gestalten
- Gesundheitsinformationen nutzerfreundlich gestalten
- Die Partizipation von Patienten erleichtern und stärken

Handlungsbereich 3: Gesundheitskompetent mit chronischer Erkrankung leben

- Gesundheitskompetenz in die Versorgung von Menschen mit chronischer Erkrankung integrieren
- Einen gesundheitskompetenten Umgang mit dem Krankheitsgeschehen und seinen Folgen ermöglichen und unterstützen
- Fähigkeit zum Selbstmanagement von Menschen mit chronischer Erkrankung und ihren Familien stärken
- Gesundheitskompetenz zur Bewältigung des Alltags mit chronischer Erkrankung fördern

Handlungsbereich 4: Gesundheitskompetenz systematisch erforschen

- Die Forschung zur Gesundheitskompetenz ausbauen

Der Aktionsplan schließt mit fünf Leitprinzipien für die Umsetzung der genannten Empfehlungen, für die je ein Strategiepapier erarbeitet wurde (die Autorinnen und Autoren der Strategiepapiere sind am Ende dieses Kapitels in der Rubrik »Zum Weiterlesen« angeführt), nämlich:

1. gesundheitliche Ungleichheiten verringern,
2. Empfehlungen, die sich sowohl an das Individuum richten als auch eine Veränderung der strukturellen Bedingungen anstreben,
3. Partizipation und Teilhabe sichern,
4. die Chancen der Digitalisierung intensiver und kritischer als bisher nutzen und
5. breite Kooperationsbündnisse für die Umsetzung anstreben (Schaeffer et al. 2018a, Schaeffer et al. 2018b).

2.6 Die Bedeutung von Health Literacy im Kontext chronischer Erkrankungen

Messung und Förderung der Gesundheitskompetenz

Die Relevanz von Health Literacy wird im Kontext chronischer Erkrankungen besonders deutlich. Bereits im Jahr 2002 hat die WHO auf die Zunahme chronischer Erkrankungen hingewiesen und als eine große globale Herausforderung für die Gesundheitssysteme bezeichnet (WHO 2002). In den Jahren 2009 bis 2012 wurde die europäische Studie zu Health Literacy (HLS-EU) durchgeführt. Ein Ziel der HLS-EU-Studie war unter anderem, ein fundiertes reliables und für die europäischen Länder validiertes Instrument zur Messung von Health Literacy zu entwickeln, nämlich das Selbsteinschätzungsinstrument HLS-EU-Q47, um Health Literacy in den teilnehmenden Ländern sowohl erheben und vergleichen als auch Strategien zur Förderung daraus ableiten zu können (Pelikan & Ganahl 2017, S. 93). Dazu wurden vier Health Literacy Niveaus (Range 0–50) festgelegt, nämlich *exzellent* (> 42–50 Punkte), *ausreichend* (> 33–42), *problematisch* (> 25–33) und *inadäquat* (0–25), wobei die beiden letztgenannten Kategorien in verschiedenen Studien zusammengefasst und als *eingeschränkt gesundheitskompetent* bezeichnet werden. Die Ergebnisse zeigen, dass durchschnittlich 47 % der befragten EU-Bürgerinnen und -Bürger ein Risiko für eine eingeschränkte Health Literacy aufweisen (HLS-EU Consortium 2012). Jeder Zehnte (12,4 %) verfügt über ein inadäquates und mehr als jeder Dritte (35,2 %) über ein problematisches Health Literacy Niveau (HLS-EU Consortium 2012, S. 35). Menschen mit eingeschränkter Health Literacy tragen ein erhöhtes Risiko, weniger Wissen über Gesundheit, einen schlechten Gesundheitszustand, eine höhere Inanspruchnahme von Gesundheitsleistungen und somit höhere Gesundheitsausgaben zu haben. Laut dieser Untersuchung zählen zu den vulnerablen Gruppen insbesondere Menschen mit geringer oder keiner Bildung, sozial und wirtschaftlich benachteiligte sowie bereits erkrankte Menschen (Health Literacy Europe, o. J.) (▶ Abb. 2.1: Health Literacy und Sozialstatus, ▶ Abb. 2.2: Health Literacy in Abhängigkeit vom Bildungsniveau).

Ein Vergleich des Niveaus an Health Literacy in Abhängigkeit vom Bildungsniveau zeigt, dass deutlich mehr als ein Drittel der Menschen mit einem niedrigen Bildungsniveau eine inadäquate bzw. problematische Health Literacy aufweist (▶ Abb. 2.2: Health Literacy in Abhängigkeit vom Bildungsniveau).

2.6 Die Bedeutung von Health Literacy im Kontext chronischer Erkrankungen

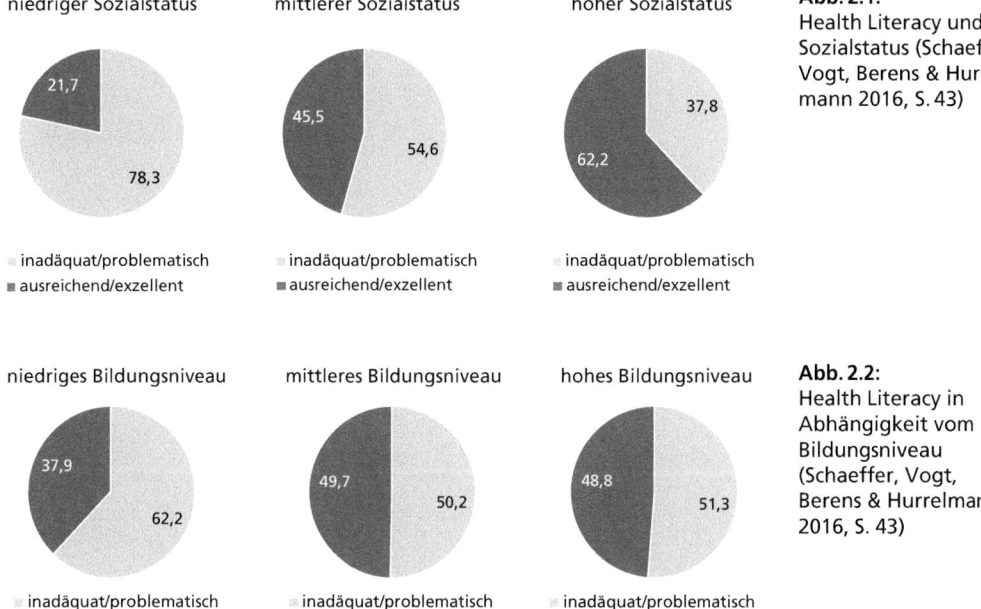

Abb. 2.1: Health Literacy und Sozialstatus (Schaeffer, Vogt, Berens & Hurrelmann 2016, S. 43)

Abb. 2.2: Health Literacy in Abhängigkeit vom Bildungsniveau (Schaeffer, Vogt, Berens & Hurrelmann 2016, S. 43)

Darüber hinaus schätzen Menschen mit eingeschränkter Health Literacy ihren Gesundheitszustand schlechter ein als Menschen mit ausreichender oder exzellenter Health Literacy. Eine eingeschränkte Health Literacy korreliert zudem mit Risikoverhaltensweisen, wie z. B. geringere körperliche Aktivität und häufiger Alkoholkonsum. Hingegen beurteilen 44 % der EU-Bürgerinnen und -Bürger mit exzellenter Health Literacy ihren Gesundheitszustand als sehr gut (HLS-EU Consortium 2012, S. 72). Zudem sind erhebliche Unterschiede zwischen den teilnehmenden Ländern festzustellen. Während die Niederlande den geringsten Anteil an Menschen mit eingeschränkter Health Literacy aufweist, hat Bulgarien mit über 60 % den höchsten Anteil an Menschen mit problematischer oder inadäquater Health Literacy.

Für chronisch kranke Menschen ist es von essentieller Bedeutung, über ein adäquates Ausmaß an Gesundheitskompetenz zu verfügen, da sie und ihre Familien mit einer Vielzahl an gesundheitsbezogenen Herausforderungen konfrontiert sind. Sie verfügen jedoch über ein deutlich schlechteres Niveau an Health Literacy als Menschen, die nicht chronisch krank sind (Schaeffer et al. 2016) (▶ Abb. 2.3: Health Literacy und chronische Erkrankung).

Weiter führen Schaeffer et al. (2016) an, dass die Gesundheitskompetenz in Deutschland sozial ungleich verteilt ist und besonders Menschen mit Migrationshintergrund, niedrigem Bildungsniveau, im höheren Lebensalter und mit niedrigem Sozialstatus ein niedrigeres Health Literacy-Niveau als die Allgemeinbevölkerung aufweisen (Schaeffer et al. 2016, S. 41). Nur 2,1 % der Befragten mit chronischer Krankheit weisen eine exzellente Gesundheitskompetenz auf. Demgegenüber stehen 55,9 % mit einer problematischen und

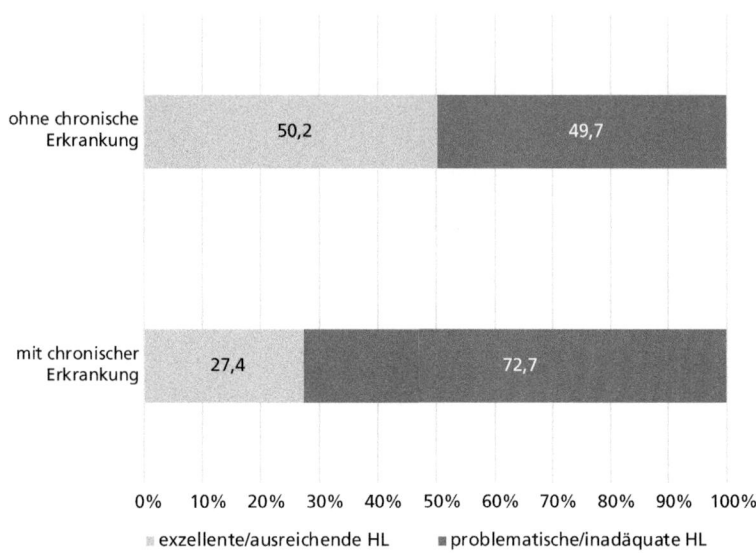

Abb. 2.3:
Health Literacy und chronische Erkrankung (Schaeffer, Vogt, Berens & Hurrelmann 2016, S. 43)

16,6 % mit einer inadäquaten Gesundheitskompetenz (ebd., S. 44). Wenn man bedenkt, dass ältere Menschen häufiger als jüngere von chronischen Erkrankungen betroffen sind (▶ Abb. 2.4: Health Literacy in Abhängigkeit vom Lebensalter), zu 51,1 % eine problematische, 15,2 % eine inadäquate Gesundheitskompetenz aufweisen und nur 3 % der älteren Menschen ab 65 Jahren über ein exzellentes Health-Literacy-Niveau verfügen (ebd., S. 44), wird deutlich, welches Potenzial die Verbesserung der Gesundheitskompetenz chronisch kranker Menschen in Deutschland beinhaltet. Zwar weisen sozial benachteiligte Menschen mit einem niedrigen Bildungsniveau häufiger eine problematische bzw. inadäquate Health Literacy auf. Dennoch sei an dieser Stelle darauf hingewiesen, dass es auch bei jungen, sozial gut gestellten und gebildeten Menschen Gruppen gibt, die eine inadäquate bzw. problematische Health Literacy aufweisen.

Im Nationalen Aktionsplan wird daher empfohlen, Gesundheitskompetenz zum Imperativ der Versorgung von Menschen mit chronischer Erkrankung zu erheben, sie zu einem kompetenten und kritischen Umgang mit dem Gesundheitssystem zu ermutigen, einen gesundheitskompetenten Umgang mit dem Krankheitsgeschehen und seinen Folgen zu ermöglichen, die Selbstmanagementfähigkeiten der Erkrankten und ihrer Familien zu fördern und dem Alltagsleben bei der Förderung von Gesundheitskompetenz verstärkt Beachtung zu schenken (Schaeffer et al. 2018b, o. S.).

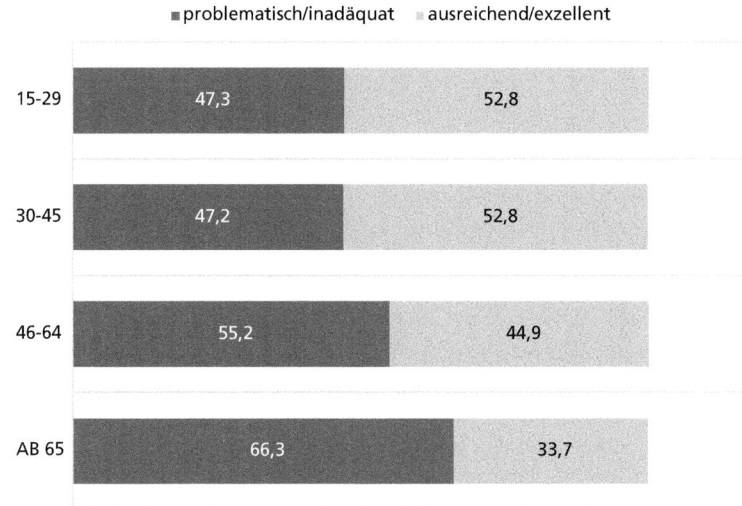

Abb. 2.4:
Health Literacy in Abhängigkeit vom Lebensalter (Schaeffer, Vogt, Berens & Hurrelmann 2016, S. 43)

2.7 Vulnerable Gruppen

Wie bereits erwähnt, werden mit dem Begriff Gesundheitskompetenz Wissen, Motivation und Kompetenz bezeichnet, die es ermöglichen, relevante Gesundheitsinformationen [...] zu finden, zu verstehen, zu beurteilen und anzuwenden. Dabei wird das Ziel verfolgt, im Alltag Urteile zu fällen und Entscheidungen treffen zu können, die die Lebensqualität während des gesamten Lebenslaufs erhalten und verbessern (Sørensen 2012). An dieser Stelle muss angeführt werden, dass nicht alle Bevölkerungsgruppen gleichermaßen dazu in der Lage sind. In Deutschland wurden erste repräsentative Daten zur Gesundheitskompetenz der Bevölkerung von Schaeffer et al. (2016) vorgelegt. Demnach verfügen 54,3 % der Deutschen über eine eingeschränkte Health Literacy (Schaeffer et al. 2016). Die Studie macht darüber hinaus auf soziale Ungleichheiten zwischen Bevölkerungsgruppen aufmerksam. Die Autorinnen und Autoren führen dazu an, dass vor allem Menschen mit Migrationshintergrund (71 %), geringem Bildungsniveau (62 %), niedrigem Sozialstatus (78 %), mit chronischer Krankheit (73 %) und höherem Alter (66 %) eine vergleichsweise eingeschränkte Gesundheitskompetenz aufweisen (ebd., S. 39 ff). Gerade für chronisch kranke Menschen ist es von hoher Bedeutung, relevante Gesundheitsinformationen zu finden, zu beurteilen, zu verstehen und für die individuelle Gesundheitssituation zu nutzen. Jedoch ist der Anteil an problematischer Gesundheitskompetenz in Deutschland höher als im EU-Gesamtdurchschnitt und zugleich ist hier der niedrigste Anteil an exzellenter Gesundheitskompetenz zu finden (ebd., S. 40).

Soziale Ungleichheit

2.8 Strategien und Methoden zur Förderung von Health Literacy

Methoden und Materialen für die Beratung

Das Bundesministerium für Bildung und Forschung gibt an, dass 6,2 Millionen erwachsene Menschen im Alter von 18 bis 64 Jahren in Deutschland Schwierigkeiten beim Lesen und Schreiben haben. Für mehr als 50 % von ihnen ist Deutsch ihre Herkunftssprache (Bundesministerium für Bildung und Forschung 2019). Diesen Menschen fällt es schwer, einzelne Buchstaben oder Wörter zu erkennen bzw. zusammenhängende Texte zu lesen, zu schreiben und zu verstehen. Diese Menschen versuchen Situationen, in denen sie lesen oder schreiben müssen zu vermeiden oder anders zu lösen. Häufig übersehen sie schriftliche Informationen wie Termine, Rechnungen oder Behördenbriefe. Auch am Schriftbild und an der Art und Weise wie jemand schreibt, kann man erkennen, dass diese Menschen wenig Übung haben. Erwachsene mit Lese- und Schreibschwierigkeiten schreiben wie sie Wörter hören. Sehr viele Menschen schämen sich dafür und versuchen, diese Schwäche zu verbergen. Daher ist es wichtig, diese Menschen in einer vertraulichen Situation darauf anzusprechen. Häufig sind sie erleichtert, wenn man sie auf ihr Problem anspricht und sie es nicht mehr verbergen müssen. Menschen mit Lese- und Schreibschwierigkeiten sind viele Informationen, die schriftlich oder online erhältlich sind, nicht zugänglich. Das gilt auch für gesundheitsbezogene Informationen. In den vergangenen Jahren wurden viele Versuche unternommen, Patientinnen und Patienten zu informieren, aufzuklären und zu beraten. Aktuelle Erkenntnisse zur Gesundheitskompetenz in Deutschland zeigen jedoch, dass über die Hälfte der Bevölkerung Schwierigkeiten hat, Gesundheitsinformationen zu verstehen, zu verarbeiten oder anzuwenden (Schmid-Kaehler et al. 2017). Daher wurde eine Material- und Methodensammlung erstellt, die die Informations- und Beratungssituation für Menschen mit eingeschränkter Gesundheitskompetenz verbessern soll. Schmid-Kaehler et al. (2017) führen an, dass einerseits Verständnisschwierigkeiten in der Beratung keine Seltenheit seien und andererseits geeignete Methoden und Arbeitsweisen häufig noch nicht bekannt wären. Daher haben die Autorinnen und Autoren eine Suche nach einschlägigen Instrumenten, Materialien und Methoden durchgeführt, die überwiegend aus dem angloamerikanischen Raum stammen und für die es in vielen Fällen noch keine deutschsprachigen Alternativen gibt. Sie haben folgende Kategorien der Instrumente und Materialien gebildet:

- Instrumente, die Beraterinnen und Beratern dabei helfen, Ratsuchende mit geringer Gesundheitskompetenz zu erkennen,
- Gesprächsführungstechniken,
- Instrumente zur Erstellung bzw. Beurteilung schriftlicher Gesundheitsinformationen
  (Schmidt-Kaehler et al. 2017, S. 6).

Die einzelnen Schwerpunkte, die Schmidt-Kaehler et al. (2017) anführen, unterscheiden sich auch im Hinblick auf Handlungsfelder, das erforderliche Wissen der Beraterinnen und Berater, die Praxisrelevanz, Zielgruppe und Rahmenbedingungen und Gesprächsführung, um Menschen mit geringer Gesundheitskompetenz erreichen zu können. Schließlich gehen die Autorinnen und Autoren darauf ein, was bei der Erstellung von Gesundheitsinformationen zu beachten ist. Eine Voraussetzung für Beraterinnen und Berater ist ein vertieftes Wissen über Health Literacy, die spezifischen Bedürfnisse hinsichtlich der vorliegenden Gesundheitsprobleme und eine Sensibilisierung für den jeweiligen sozialen Kontext der Menschen (Schmidt-Kaehler et al. 2017; Mäder 2007). Dazu liegt eine umfassende Arbeitshilfe vor, nämlich das *Health Literacy Universal Precautions Toolkit* aus den USA, das zu den wichtigsten Instrumentensammlungen zur Gesundheitskompetenz zählt und von Schmidt-Kaehler et al. (2017) empfohlen wird. Eine weitere Empfehlung der Autorinnen und Autoren für einen schnellen Einstieg in das Thema ist der *Quick Guide to Health Literacy*, der ebenfalls aus den USA stammt und zahlreiche Materialien und Instrumente für den praktischen Einsatz bietet. Schließlich liegt ein umfassendes Werk vor, nämlich das *International Handbook of Health Literacy*, das 2019 von Okan, Bauer, Levin-Zamir, Pinheiro und Sørensen herausgegeben wurde. Es beinhaltet aktuelle wissenschaftliche Erkenntnisse, Programme und Interventionen sowie Strategien zur Förderung von Health Literacy. Die folgenden Ausführungen der außerordentlich umfassenden und fundierten Zusammenstellung von geeigneten Materialien und Instrumenten orientieren sich an Schmidt-Kaehler et al. (2017).

2.8.1 Instrumente, die Beraterinnen und Beratern dabei helfen, Ratsuchende mit geringer Gesundheitskompetenz zu erkennen

Ein wichtiger Schritt für die Beratung ist eine korrekte Einschätzung der individuellen Lernvoraussetzung. Hinweise, die auf eine eingeschränkte Lese- und Schreibfähigkeit hindeuten, sind Aussagen der Ratsuchenden selbst: »Ich habe meine Brille vergessen.«, »Ich lese das zuhause«. Für die *Wahrnehmung dieser Signale* ist eine hohe Achtsamkeit und Sensibilität Voraussetzung, da Menschen mit eingeschränkter Lese- und Schreibfähigkeit versuchen, über ihre Schwierigkeiten hinwegzutäuschen. Eine weitere Möglichkeit ist, den Informationstand abzufragen und *achtsam zuzuhören*, da die Art der Wiedergabe ihres Wissens viel über das Sprachniveau und den Umgang mit Informationen erkennen lässt. Es hat sich gezeigt, dass eine *Frage zu stellen* belastbare Hinweise auf das Vorliegen einer eingeschränkten Gesundheitskompetenz liefern kann (Schmidt-Kaehler et al. 2017, S. 19).

Wahrnehmung wichtiger Signale

Erkennung von eingeschränkter Gesundheitskompetenz

- Ratsuchende vermeiden es unter einem Vorwand, schriftliche Informationen oder Texte vor Dritten zu lesen, zu bearbeiten oder zu schreiben,

- Angehörige oder Bekannte begleiten Ratsuchende in die Beratung und übernehmen das Lesen und Ausfüllen von Formularen,
- Ratsuchende nennen nicht den Namen und Wirkstoff eines Medikaments, sondern beschreiben Form und Farbe der Tabletten,
- Ratsuchende stellen viele Fragen, die bereits ausführlich in einer Broschüre oder anderen schriftlichen Materialien erklärt wurden,
- Formulare oder dergleichen werden von Ratsuchenden nicht korrekt oder lückenhaft ausgefüllt,
- Termine werden von Ratsuchenden gar nicht oder zur falschen Zeit wahrgenommen,
- Ratsuchende verhalten sich eventuell unangemessen (z. B. übertriebenes Herumalbern oder Verärgerung).

(Schmidt-Kaehler et al. 2017, S. 20)

Gesundheitskompetenz abfragen

Bereits eine einzige Frage kann verlässliche Hinweise auf eine unzureichende Gesundheitskompetenz liefern. Hier einige Beispiele für Fragen:

- Haben Sie Schwierigkeiten beim Ausfüllen medizinischer Formulare?
- Haben Sie Schwierigkeiten, schriftliche Informationen zu Gesundheitsthemen zu verstehen?
- Haben Sie Schwierigkeiten, Ihren Arzt zu verstehen?

(Schmidt-Kaehler et al. 2017, S. 21)

2.8.2 Gesprächstechniken

Methoden Die Beratung von Menschen mit geringer Gesundheitskompetenz stellt besondere Anforderungen an die Methodenkompetenz der Beraterinnen und Berater wie auch der Gesundheitsprofessionen und den Einsatz von speziellen didaktischen Methoden. Die Grundlage basiert auf einer funktionierenden Verständigung zwischen Ratsuchenden, Beraterinnen und Beratern und hat den Vorteil gegenüber der bloßen Bereitstellung von Informationen, dass die individuell passenden Informationen auf das Individuum ausgerichtet sind und in den eigenen Kontext übertragen werden. Dazu sind folgende Vorgehensweisen zu empfehlen:

- Freundlichkeit: Menschen mit geringer Gesundheitskompetenz sind möglicherweise verunsichert, haben Angst oder schämen sich. Eine freundliche, zugewandte und empathische Grundhaltung und Augenkontakt während des Gesprächs signalisieren Interesse.
- Vorwissen einbeziehen: Die Ermittlung des Wissensstandes des Ratsuchenden erleichtert, an das Vorwissen anzuknüpfen. Da in dieser Phase die Beraterin/der Berater zuhört und darauf achtet, welche Ausdrücke und Bezeichnungen der Ratsuchende verwendet, kann in der Beratung selbst an das individuelle Sprachniveau angeknüpft und das neue Wissen vermittelt werden.

- Einfache Sprache: Die Verwendung klarer, leicht verständlicher Sätze, langsames Sprechen und die Vermeidung von Fachbegriffen beeinflusst die Verständlichkeit und Komplexizität von Informationen maßgeblich. Die Verwendung von Alltagssprache und Begriffen, die die Patientinnen und Patienten selbst verwenden, erleichtert die Vermittlung von Informationen.
- Häppchenweise: Um die Verarbeitung der Informationen zu erleichtern, sollen diese in überschaubare Pakete aufgeteilt (chunk and check) und durch Lernkontrollen (Teach-Back-Methode) überprüft werden.
- Medien einsetzen: Durch den unterstützenden Einsatz von visuellen Medien kann die Erinnerungsleistung verbessert und die Informationsverarbeitung erleichtert werden. Durch eine gezielte Kombination von Sprache, Schrift, Grafiken, Bildern oder Videos wird der Lerneffekt optimiert. Aber auch schriftliche Materialien sind wichtig, damit die Ratsuchenden die Beratung für sich nachbereiten und die Informationen noch einmal abrufen können.
- Aktivieren: Durch die Wiederholung wichtiger Aspekte, die Übersetzung wichtiger Aspekte in konkrete Handlungsanleitungen sowie die Ermutigung des Ratsuchenden, selbst Fragen zu stellen und durch die gemeinsame Planung der nächsten Schritte entsteht Verbindlichkeit. Somit erhöht sich die Wahrscheinlichkeit, dass sich die Beratung auf der Verhaltensebene auswirken kann. Unterstützend können motivierende Gesprächsführungstechniken eingesetzt werden (Three steps to better health literacy).

(Schmidt-Kaehler et al. 2017, S. 23–25)

2.8.3 Instrumente zur Erstellung bzw. Beurteilung schriftlicher Gesundheitsinformationen

Die Verarbeitung von Informationen erfolgt bei Patientinnen und Patienten unter besonderen Bedingungen. Sie sind möglicherweise aufgeregt, haben Angst, stehen unter dem Einfluss von Medikamenten oder haben Schmerzen. Diese Ausgangslage erschwert die Aneignung von neuem Wissen bzw. neuer Kompetenzen. Deshalb ist es wichtig, dass Gesundheitsinformationen so einfach wie möglich gestaltet und vermittelt werden. Jedoch fällt es gerade Fachleuten schwer, einen komplexen Sachverhalt in einer verständlichen Sprache auszudrücken. Die Reduktion von Komplexität und die didaktisch fundierte Vermittlung sind daher Anforderungen, die für die Wirksamkeit der Informationsvermittlung große Bedeutung haben. In den hier vorgestellten Instrumenten finden sich viele Kriterien, die bei der Erstellung bzw. Überarbeitung von Gesundheitsinformationen von Bedeutung sind:

Reduktion von Komplexität

- Verständlich schreiben: Die Textverständlichkeit ist dem »Hamburger Verständlichkeitskonzept« zufolge von vier Faktoren abhängig:
  - Einfachheit: Der Text sollte möglichst kurze Sätze enthalten. Auch die Wortlänge sollte drei Silben nach Möglichkeit nicht überschreiten. Bei

der Wortwahl sollten Fremdwörter vermieden und vertraute Begrifflichkeiten eingesetzt werden.
- Gliederung: Grundsätzlich sollte nicht mehr als ein Gedanke pro Satz ausgeführt werden. Ein roter Faden und das Informationsziel sollten erkennbar sein, die wesentlichen Informationen sollten sich am Anfang befinden und Sinnzusammenhänge durch Absätze erkennbar werden.
- Prägnanz: Die Verwendung einer bildhaften Sprache kann ebenso wie die Verwendung von Verben anstelle von Substantiven zur Verständlichkeit beitragen. Von weitschweifigen Ausführungen sollte abgesehen werden.
- Anregung: Schließlich können auch Bilder und Grafiken dabei helfen, Inhalte zu vermitteln und zu erklären
- Nutzerfreundlich präsentieren:
Neben dem Text liefert die Gestaltung der Gesundheitsinformation weitere Chancen und Risiken für eine gelingende Vermittlung von Informationen. Neben einem illustrierenden Einsatz von Bildern und Grafiken spielen Abbildungen, etwa für die Darstellung von Risiken oder Häufigkeiten, eine wichtige Rolle. Hier haben sich inzwischen Standards für die Darstellung medizinischer Fragestellungen etabliert. Einen Sonderfall bilden Formulare, die im Kontext der gesundheitlichen Versorgung ausgefüllt werden müssen. An dieser Stelle ist nutzerfreundliches Layout von besonderer Bedeutung, damit Missverständnisse und Fehlinformationen vermieden werden.
- Qualität der Inhalte sichern:
Menschen mit geringer Gesundheitskompetenz haben oft Schwierigkeiten, die Qualität von Informationen selbst zu bewerten. Umso wichtiger ist es, dass sie sich auf die sachliche Richtigkeit und Aktualität der eingesetzten Informationen verlassen können. An dieser Stelle kommen evidenzbasierte Informationen ins Spiel. Ihnen liegt eine systematische Recherche der einschlägigen Evidenz zugrunde. Sie geben im Regelfall keine direkten Empfehlungen ab, legen Wahrscheinlichkeiten und Risiken offen, machen Unsicherheiten transparent und orientieren sich ausschließlich am besten verfügbaren Wissen. Evidenzbasierte Informationen sind für Menschen mit geringer Gesundheitskompetenz sehr wichtig. Dazu ist es jedoch notwendig, dass sie nutzerfreundlich aufbereitet und verständlich dargestellt sind.
- Nutzerinnen und Nutzer beteiligen:
Damit die Perspektive der zukünftigen Nutzerinnen und Nutzer angemessen gewährleistet ist, soll die Zielgruppe bereits während der Erstellung bedarfsgerechter Informationen beteiligt werden. Zudem sollten die Materialien immer im Rahmen von Nutzertests erprobt und evaluiert werden.
- Technische Barrieren vermeiden:
Immer häufiger werden schriftliche Gesundheitsinformationen nicht über Broschüren oder andere Printmedien, sondern über das Internet erhältlich. Neben den zahlreichen Chancen und Vorzügen digitaler

Informationsverbreitung ergeben sich auf diesem Weg auch neue Hürden für Menschen mit geringer Gesundheitskompetenz. Sie haben häufiger Schwierigkeiten, die vorhandenen Navigationsmöglichkeiten effektiv zu nutzen. Um die Zugänglichkeit dennoch zu gewährleisten, bedarf es eines besonders nutzerfreundlichen Software- und Webdesigns, das auch ohne Vorkenntnisse intuitiv nutzbar ist.

- Kultursensibel kommunizieren:
  Auch im Bereich schriftlicher Kommunikation ist es wichtig, kulturelle Diversität zu berücksichtigen und mögliche Barrieren und Vorbehalte von Menschen mit Migrationshintergrund abzubauen. Hierzu zählt etwa die Auswahl von Bildmaterial, das keine Normen und Werte anderer Kulturen verletzt oder die Erstellung von Texten, die den Lebenswelten von Menschen mit Migrationshintergrund gerecht werden.
- Gezielt einsetzen:
  Schriftliche Informationen sind umso wirksamer, je besser sie in den individuellen Kontext passen. Sie sollten deshalb in Verbindung mit mündlich vermittelten Informationen gebracht und gemeinsam mit den Patientinnen und Patienten ausgewertet und besprochen werden. (Schmidt-Kaehler et al. 2017, S. 20)

2.8.4 Methoden für die Gesprächsführung im strukturierten Beratungsgespräch

Eine besondere Herausforderung an die Beraterinnen und Berater stellt die Gesprächsführung mit Menschen dar, die eine geringe Gesundheitskompetenz aufweisen. Schmidt-Kaehler et al. (2017) stellen verschiedene Möglichkeiten vor, die im Beratungsgespräch eingesetzt werden können (Schmidt-Kaehler et al. 2017, S. 32–33):

Gesprächsführungsmethoden

- Three Steps to better health literacy
  Dieser Leitfaden stammt aus Neuseeland und widmet sich der Strukturierung und Ausgestaltung des Beratungsgesprächs zur wirksamen Informations- und Kompetenzvermittlung bei Menschen mit geringer Gesundheitskompetenz.
  Das Patientengespräch wird in drei Abschnitte gegliedert:
  1. Schritt: Ermittlung des Wissenstandes der Patientinnen und Patienten
  2. Schritt: Gesundheitskompetenz durch die Vermittlung von Wissen aber auch das Erlernen von Fähigkeiten und Fertigkeiten verbessern
  3. Schritt: hier wird überprüft, ob die Informationen die Patientin/den Patienten erreicht haben. Ist das nicht der Fall, wird der zweite Schritt wiederholt
- Chunk and check:
  Durch die Zerlegung von Informationen in kleinere Einheiten (Chunks) und den Einschub von Wiederholungen und Lernkontrollen (Checks) lässt sich die Komplexität beherrschbar machen. Die Ratsuchenden können mehr Informationen verarbeiten und erinnern. Diese Methode

berücksichtigt zudem, dass die Verarbeitungskapazitäten begrenzt sind. Das gilt insbesondere dann, wenn Menschen durch Angst, Medikamente oder Schmerzen beeinträchtigt sind und dadurch ihre Aufnahmefähigkeit beeinträchtigt wird. Die Zerlegung in kleine, leicht verständliche Teilbereiche erleichtert die kognitive Verarbeitung der präsentierten Informationen. Nach jedem Schritt wird der Lernerfolg überprüft. Hier bietet sich die Kombination mit der Teach-Back-Methode an.

- Teach-Back-Methode:
Diese einfache, aber wirkungsvolle Gesprächsführungstechnik dient durch das »Zurückerklären« (engl. Teach back) der Rückversicherung, ob die Patientinnen und Patienten die vermittelten Inhalte verstanden haben. Diese Methode überprüft das Ergebnis des Gesprächs und untersucht, welche Information die Ratsuchenden im Anschluss an die Beratung noch abrufen können: »Wir haben heute über viele verschiedene Aspekte gesprochen, die Ihre Erkrankung betreffen. Um sicherzugehen, dass ich auch alles gut erklärt habe, würde ich gerne noch mal die wichtigsten Punkte mit Ihnen durchgehen. Können Sie sich noch erinnern, welche Behandlungsalternativen wir besprochen haben?« Diese Einleitung in die abschließende Phase des Beratungsprozesses dient nicht nur der Identifikation von Informationslücken, sie ermöglicht auch die eigenen kommunikativen Fähigkeiten zu evaluieren.

- Ask me 3 – Drei Fragen für Patienten:
Um eine aktive Rolle einnehmen zu können, müssen Patientinnen und Patienten nachfragen, wenn sie etwas nicht verstanden haben. Jedoch fällt es vielen Menschen schwer, die richtigen Fragen zu stellen. Hinter drei Fragen verbirgt sich ein Programm aus den USA, in dem Patientinnen und Patienten motiviert werden, drei einfache Fragen zu stellen:
1. Was ist mein Hauptproblem?
2. Was muss ich tun?
3. Warum ist es für mich wichtig, das zu tun?
(Schmidt-Kaehler et al. 2017, S. 26–30)

2.9 Patienten-Informations-Zentren in Deutschland (PIZ)

Niedrigschwelliges Informationsangebot

Eine Einrichtung, in der auch die Health Literacy von Patientinnen und Patienten in der Praxis gefördert werden kann, sind Patienten-Informations-Zentren. Die Idee dazu wurde 1995 nach einem Besuch im Beth-Israel-Hospital in Boston (USA) nach Deutschland gebracht. Dort befand sich ein »Patient-Learning-Center«, eine Biblio-Mediothek, die von Patientinnen und Patienten sowie Familien, aber auch für edukative Aktivitäten vielfach genutzt wurde (Abt-Zegelin 2015, S. 19, Ose 2011, S. 69). Abt-Zegelin (2015) führt an, dass das Learning-Center unter pflegerischer Leitung stand und von einer Expertengruppe Broschüren, Schulungsprogramme, Patientenfilme und Evaluationskonzepte entwickelt wurden. Die Biblio-Mediothek war im Eingangsbereich des Beth-Israel-Hospitals untergebracht. Unter anderem überwiesen niedergelassene Ärztinnen und Ärzte Patientinnen und Patienten zu edukativen Aktivitäten dorthin (Zegelin 2015, S. 19). Die ersten Patienten-Informations-Zentren entstanden in Deutschland 1999 in Lippstadt und in Lüdenscheid; sie orientierten sich konzeptionell am Patient-Learning-Center des Beth-Israel Hospitals (Ose 2011, S. 69). Das PIZ in Lüdenscheid wurde am Klinikum eingerichtet, das PIZ in Lippstadt ist institutionell nicht angebunden. Entsprechend fokussiert das PIZ Lippstadt eher auf die häusliche und ambulante Versorgung während beim PIZ Lüdenscheid Aspekte der stationären Versorgung im Vordergrund stehen (Ose 2011, S. 69). Weitere Patienten-Informations-Zentren sind unter anderem am Herzzentrum Bad Krozingen, am Krankenhaus der Barmherzigen Brüder in Trier oder am Marienhospital in Stuttgart entstanden. Ose (2011) führt an, dass diese Entwicklung dem Netzwerk Patientenedukation zu verdanken sei, das 2001 am Institut für Pflegewissenschaften der Universität Witten/Herdecke gegründet worden ist. Zegelin (2015) weist darauf hin, dass zu Beginn der Entwicklung angestrebt wurde, an möglichst vielen Orten Patientinnen und Patienten sowie Familien wie beispielsweise in Kliniken, Pflegestützpunkten, bei Versicherungen in Altenwohnanlagen, Kurzzeit- und Tagespflegeeinrichtungen ein PIZ zur Verfügung zu stellen, die Entwicklung in Deutschland jedoch von engagierten Einzelpersonen abhängen würde. Zegelin (2015) merkt kritisch an, dass dies verwunderlich sei, da die Unterstützung von Menschen, die mit einer Krankheit ihren Alltag bewältigen müssten im Vordergrund stehen sollte. Patienten-Informations-Zentren ersetzen keine bestehenden Angebote, wie z. B. das Arzt-Patient-Gespräch, sondern sind als ergänzendes Angebot zu bestehenden Versorgungsstrukturen entwickelt worden. Ose (2011) führt an, dass im PIZ keine Diagnosen gestellt oder Therapievorschläge gemacht, sondern Ratsuchende bei ihrer Entscheidungsfindung neutral unterstützt werden.

2.9.1 Inhaltliche Schwerpunkte von Patienten-Informations-Zentren

Von besonderer Bedeutung ist, Patientinnen und Patienten den Zugang zu gesundheitsrelevantem Wissen zu verbessern und ihre gesundheitsfördernde Lebensweise zu unterstützen (▶ Tab. 2.1: Ziele von Patienten-Informations-Zentren). Darüber hinaus soll die Rolle der Berufsgruppe der Pflege bei der Wahrnehmung edukativer Aufgaben im Behandlungs- und Pflegeprozess gestärkt werden (Ose 2011). Die größte Berufsgruppe im Gesundheitswesen sind Pflegepersonen, sie haben den dichtesten Kontakt zu Patientinnen und Patienten und können Zegelin (2009) zufolge zum Thema Patienteninformation eine Menge beitragen. In der Pflege geht es um die Ausgestaltung der täglichen Aktivitäten und zwar auch unter den Bedingungen einer Krankheit

Zugang zu Gesundheits- und Krankheitsinformation

(Zegelin 2009). Dabei verfolgen Pflegende das Ziel, dass (chronisch) kranke Menschen ihre Alltagskompetenz möglichst wiedererlangen. Dazu können auch Selbsthilfegruppen einen Beitrag leisten, die im PIZ ein Forum zur Darstellung ihrer Angebote erhalten (Ose 2011). Die Patientenzufriedenheit von Patientinnen und Patienten wird unter anderem davon beeinflusst, Informationen über die Erkrankung sowie die Folgen der Erkrankung zu erhalten (Eichhorn et al. 2017). Das Leben mit einer Erkrankung bzw. deren Auswirkungen erfordert viele Entscheidungen. Patienten-Informations-Zentren zielen Adler (2012) zufolge darauf ab, Patientinnen und Patienten, deren Angehörige, Mitarbeiterinnen und Mitarbeiter des Krankenhauses sowie Bürgerinnen und Bürger durch Information, Schulung und Beratung in die Lage zu versetzen, Entscheidungen im Zusammenhang mit Gesundheit, Krankheit und Pflege von Angehörigen besser treffen zu können. Im PIZ erhalten Betroffene Hilfen in der Alltagsbewältigung und Ratsuchende Stärkung in der eigenen Selbstpflegekompetenz (Adler 2012, S. 226). Diese Hilfen können mündliche Informationen aber auch Broschüren sein. Schriftliche Informationsmaterialien haben in den letzten Jahren zunehmend an Bedeutung gewonnen und leisten einen wichtigen Beitrag zur individuellen Krankheitsbewältigung und sind eine wichtige Voraussetzung für die Zufriedenheit der Patientinnen und Patienten (Ose, Freund & Ludt 2012).

Tab. 2.1: Ziele von Patienten-Informations-Zentren (Ose 2011, S. 71)

Ebene	Ziele
Gesellschaft	• Verbesserung des Zugangs zu gesundheitsrelevantem Wissen • Unterstützung einer gesundheitsfördernden Lebensweise • Stärkung von pflegenden Angehörigen
Gesundheitsversorgung	• Verbesserung der Transparenz gesundheitsbezogener Angebote • Unterstützung von Selbsthilfegruppen • Abgrenzung und Wettbewerbsvorteile
Krankenhaus	• Stärkung edukativer Aufgaben durch Pflegende • Vernetzung von bestehenden Angeboten • Optimierung interner Prozesse zur Patienteninformation
Patienten/Angehörige	• Entwicklung von Kompetenz/Eigenverantwortung • Unterstützung der Krankheitsbewältigung • Unterstützung bei der Gestaltung einer neuen Lebenssituation

Bedürfnisorientierte Angebote

Patienten-Informations-Zentren orientieren sich am Konzept der Patientenedukation, d. h., Information, Beratung und Schulung sind wesentliche Kernelemente dieser Einrichtungen (Ose 2011, S. 72). Die Wissensvermittlung zu gesundheitsrelevanten und medizinischen Fragestellungen umfasst unter anderem die Themenbereiche Ernährung, Informationen zu onkologischen und kardiologischen Erkrankungen, Beeinträchtigungen des Bewegungsapparates und Diabetes mellitus. Weiterhin umfasst das Angebot Informationen zum Behandlungsprozess, zu sozialrechtlichen Aspekten, Leistungen des Krankenhauses, Unterstützungsangeboten in der Region und insbesondere zu Selbsthilfegruppen (Ose 2011, S. 72–73). Falls Besucherinnen und Besucher selbst recherchieren wollen, werden sie von den Mitarbeiterinnen und Mitarbeitern des PIZ bei der Suche nach Informationen unterstützt. Darüber hinaus bieten einige Patienten-Informations-Zentren Informationsveranstaltungen an, die sich an Patientinnen und Patienten und ihre Angehörigen sowie an interessierte Bürgerinnen und Bürger richten. Die Themen dieser Veranstaltungen beziehen sich dabei auf bestimmte Erkrankungen, z. B. Herzerkrankungen oder richten sich an spezielle Zielgruppen, z. B. an pflegende Angehörige. Schließlich sind in einigen Zentren die Mitarbeiterinnen und Mitarbeiter des PIZ auch an der Erstellung von schriftlichen Patienteninformationen beteiligt, die teilweise in einer engen Kooperation mit dem ärztlichen Personal erstellt werden (Ose 2011, S. 72–73). In der Beratung stehen die individuellen Bedürfnisse im Vordergrund. Im persönlichen Gespräch sollen Patientinnen und Patienten sowie Angehörige dabei unterstützt werden, komplexe Sachverhalte zu verstehen und auf die eigene Lebenssituation zu beziehen. Schließlich werden verschiedene Schulungen angeboten. Das Spektrum reicht hier von Schulungsangeboten, z. B. für pflegende Angehörige, Mikroschulungen oder einer Weiterleitung an entsprechende Angebote innerhalb des Krankenhauses (Ose 2011, S. 72–73).

Es ist anzunehmen, dass sich die Anforderungen der Patientinnen und Patienten an Informationen im Verlauf einer Behandlung im oder außerhalb des Krankenhauses deutlich verändern. Aufwändige Behandlungsmethoden erfordern von Patientinnen und Patienten häufig eine jahrelange Befolgung von Verhaltensänderungen, das Einhalten eines Behandlungsregimes, was den Bedarf an Patientenedukation deutlich wachsen lässt (Adler 2012, S. 225). Während zu Beginn einer Behandlung Informationen zu Krankheitsfolgen und Untersuchungen relevant sind, interessieren sich Patientinnen und Patienten am Ende der Krankenhausbehandlung eher für die Prognose und die nachstationäre Weiterversorgung. Trotz Kritik existieren heute im Krankenhaus zahlreiche Informations- und Beratungsangebote. Dabei sind Ärztinnen und Ärzte die wichtigsten Ansprechpartner, da sie über alle medizinischen Aspekte informieren. Pflegende haben eine große Bedeutung, wenn es um ergänzende Fragen zur Behandlung, dem Krankenhausaufenthalt oder der weiteren Versorgung geht (Ose 2011, S. 77). Da die Anzahl jener Menschen, die mit und trotz einer chronischen Erkrankung ihren Alltag bewältigen müssen, ansteigt, wird auch der Bedarf an sektorenübergreifenden Informationen, Beratungs- und Schulungsangeboten zunehmen und weiter an Bedeutung gewinnen. Patienten-Informations-Zentren sind ein niederschwelliges Angebot, um Menschen den Zugang zu Informationen, Schulung und Beratung zu erleichtern.

2.10 Fazit

Die Verbesserung der Gesundheitskompetenz in Deutschland ist von großer Bedeutung. Schaeffer et al. (2016) konnten zeigen, dass in Deutschland mehr Menschen als vermutet eine eingeschränkte Gesundheitskompetenz aufweisen. Mehr als der Hälfte der deutschen Bevölkerung bereitet der Umgang mit gesundheitsrelevanten Informationen Schwierigkeiten. Gerade ältere und/ oder chronisch kranke Menschen sowie andere vulnerable Gruppen mit geringer Gesundheitskompetenz, profitieren sehr davon, dass ihre Health Literacy gefördert wird. Da Pflegepersonen am meisten Zeit in direktem Patientenkontakt verbringen, haben sie viele Möglichkeiten, Unsicherheiten im Umgang mit gesundheitsbezogenen Informationen der Patientinnen und Patienten sowie ihrer Angehörigen zu identifizieren, geeignete Fragen in einem geschützten Rahmen zu stellen und sie zu einer aktiveren Rolle zu ermutigen. Damit die Health Literacy der Bevölkerung gefördert werden kann, müssen entsprechende Rahmenbedingungen vorhanden sein. Die Vorschläge hierzu liegen im Nationalen Aktionsplan vor, es gilt sie umzusetzen.

Lernaufgaben

1. Wie ist die Health Literacy der deutschen Bevölkerung im internationalen Vergleich?
2. Wie wirkt sich das Health-Literacy-Niveau auf die Gesundheit aus?
3. An welchen Hinweisen kann man eine eingeschränkte Health Literacy erkennen?
4. Welche Bedeutung hat Health Literacy für die Pflege?
5. Welche Handlungsbereiche wurden im Nationalen Aktionsplan Health Literacy vorgeschlagen?
6. Wie soll die Gesprächsführung mit Menschen, die eine niedrige Health Literacy aufweisen, erfolgen?
7. Welche Ziele verfolgt der Nationale Aktionsplan Health Literacy?
8. Welche Empfehlungen werden im Nationalen Aktionsplan angeführt?
9. Welche Auswirkungen hat Health Literacy auf verschiedene vulnerable Gruppen in der Bevölkerung?

Reflexionsaufgabe

1. Wie wirkt sich ein niedriges Bildungsniveau, geringes Einkommen bzw. Armut auf Health Literacy aus?
2. Wie hängen Gesundheit, soziale Situation und Health Literacy zusammen?
3. Wie wird die funktionale, interaktive und kritische Gesundheitskompetenz definiert?

4. Wie können Pflegepersonen Health Literacy fördern? Welche Voraussetzungen und Bedingungen sind dafür notwendig?
5. Wie wirkt sich nicht oder kaum lesen und schreiben können auf den Alltag von Menschen, auf ihre Teilhabe an der Gesellschaft und auf ihre Gesundheit aus?

Literatur

Abt-Zegelin A (2015). Alltag leben trotz Krankheit - Pflegerische Unterstützung umfasst Informieren, Beraten und Schulen. In: Segmüller T. (Hrsg.) (2015). Beraten, Informieren und Schulen in der Pflege. Rückblick auf 20 Jahre Entwicklung. S. 15–23 Frankfurt am Main: Mabuse Verlag

Abt-Zegelin A (2009). Auf den Alltag vorbereiten - informieren als Aufgabe der Pflege. In: CNE-Fortbildung 3, 6–9

Adler G (2012). Das Patienteninformationszentrum - Pflegebezogene Patienten- und Angehörigenedukation. In: Bechtel P & Smerdka-Arhelger I. (Hrsg.) (2012). Pflege im Wandel gestalten - Eine Führungsaufgabe. 223–230. Berlin, Heidelberg: Springer-Verlag GmbH

Bundesministerium für Bildung und Forschung (2019). Lesen und Schreiben öffnet Welten. (https://www.bmbf.de/upload_filestore/pub/Lesen_und_Schreiben_oeff net_Welten.pdf; Zugriff am 29.10.2019)

Christmann E, Holle R, Schüssler D, Beier J & Dassen T (2004). Mündliche Informationen von PatientInnen durch Pflegende - Am Beispiel von PatientInnen mit Schlaganfall. In: Pflege. Jg. 17, Heft 3, 165–175

Deutsche Diabetesgesellschaft & Deutsche Diabetes-Hilfe (Hrsg.) (o.J.). Deutscher Gesundheitsbericht. Diabetes 2019. (https://www.deutsche-diabetes-gesellschaft. de/fileadmin/Redakteur/Stellungnahmen/Gesundheitspolitik/20181114gesundheits bericht_2 019.pdf; Zugriff am 02.11.2019)

Eichhorn L, Murday A-K, Kohnen B, Guttenthaler V, Türler A, Baumgarten G & Witmann M (2017). Patientenzufriedenheit als Maßeinheit im Qualitätsmanagement - ein Vergleich zwischen einem Universitätsklinikum und einem Krankenhaus der Regelversorgung. In: Gesundheitswesen. 79. Jg., Heft 8/9, 627–632

Haslbeck J (2017). Medication Literacy - Gesundheitskompetenz, chronische Krankheit und Selbstmanagement bei Medikamenten. In: Schaeffer, D, Pelikan, JM (Hrsg.) (2016). Health Literacy: Forschungsstand und Perspektiven. Bern: Hogrefe, 259–275

HLS-EU Consortium (2012). Comparative Report of Health Literacy in Eight EU Member States. The European Health Literacy Survey HLS-EU (First Revised and Extended Version). (https://www.healthliteracyeurope.net/hls-eu; Zugriff am 22.02.2018)

Kickbusch I (2017). Geleitwort in: Schaeffer D & Pelikan JM (Hrsg.) (2016). Health Literacy, Forschungsstand und Perspektiven. 1. Aufl. Bern: Hogrefe, 7–8

Kolpatzik K, Schaeffer D & Vogt D (2018). Förderung der Gesundheitskompetenz. In: Szepan NM & Wagner F (Hrsg.) (2018). Agenda Pflege 2021, Grundlagen für den fachpolitischen Diskurs. Berlin: KomPart Verlagsgesellschaft, 75–91

Mäder U (2007). Armut und Gesundheit. In: Schweizerisches Medizinisches Forum. Jg. 46, Heft 7, 930–933

Miron-Shatz T, Mühlhauser I, Bower B, Diefenbach M, Goldacre B, Smith RSW, Spiegelhalter D, Wegwarth O (2013). Warum medizinische Information oft nicht genutzt wird und was man dagegen tun kann. In: Gigerenzer G & Muri Gray JA

(Hrsg.) Bessere Ärzte, bessere Patienten, bessere Medizin: Aufbruch in ein transparentes Gesundheitswesen. Berlin: Medizinisch Wissenschaftliche Verlagsgesellschaft, 193–213

Nowak P (2017). Gesundheitskompetenz und patientenzentrierte Gesprächsführung als Beitrag zum Komplexitätsmanagement bei Multimorbidität. Fachhochschule Oberösterreich (Hrsg.) Tagungsband Kongress Advanced Nursing Practice: »Komplexitäten Managen«, S. 9-11. (https://www.fh-ooe.at/fileadmin/user_upload/fhooe/ueber-uns/kongresswesen/2017/anp/docs/abstraktband-anp2017-20170404-hp.pdf; Zugriff am: 10.05.2019)

Nutbeam D (1998). Health Promotion Glossary. In: Health Promotion International. Jg. 13, Heft 4, 349–364

Nutbeam D (2000). Health Literacy as a public health goal: A challenge for contemporary health education and communication strategies into the 21st century. In: Health Promotion International. Jg. 15, Heft 3, 259–267

Okan O, Bauer U, Levin-Zamir D, Pinheiro P & Sørensen K (Hrsg.) (2019). International Handbook of Health Literacy. Bristol: The policy press, University of Bristol

Ose D (2011). Patientenorientierung im Krankenhaus. Welchen Beitrag kann ein Patienten-Informations-Zentrum leisten? VS Verlag für Sozialwissenschaften | Springer Fachmedien: Wiesbaden

Ose D, Freund T & Ludt S (2012). Patienteninformation im Krankenhaus: neue Anforderungen und alte Strukturen? Bedeutung und Verfügbarkeit schriftlicher Patienteninformationen aus Sicht von Krankenhausmitarbeitern. Prävention & Gesundheitsförderung. 7. Jg., Heft 2, 95–99

Pelikan JM & Ganahl K (2017). Die europäische Gesundheitskompetenz-Studie: Konzept, Instrument und ausgewählte Ergebnisse. In: Schaeffer D & Pelikan JM (Hrsg.) (2016), Health Literacy. Forschungsstand und Perspektiven. Bern: Hogrefe, S. 93–125

Schaeffer D, Hurrelmann K, Bauer U, Kolpatzik K, Gille S & Vogt D (2018a). Der Nationale Aktionsplan Gesundheitskompetenz - Notwendigkeit, Ziel und Inhalt. In: Gesundheitswesen. 81 Jg., Heft 6, 465–470

Schaeffer D, Hurrelmann K, Bauer U & Kolpatzik K (Hrsg.) (2018b). Nationaler Aktionsplan. Gesundheitsplan Gesundheitskompetenz. Die Gesundheitskompetenz in Deutschland stärken. Berlin: KomPart

Schaeffer D & Pelikan JM (2017). Health Literacy: Begriff, Konzept, Relevanz. In: D Schaeffer & JM Pelikan (Hrsg.) (2016). Health Literacy. Forschungsstand und Perspektiven. Bern: Hogrefe, 11–18

Schmid-Kaehler S, Vogt D, Berens EM, Horn A & Schaeffer D (2017). Gesundheitskompetenz: Verständlich informieren und beraten. In: Material- und Methodensammlung zur Verbraucher- und Patientenberatung für Zielgruppen mit geringer Gesundheitskompetenz. Bielefeld: Universität Bielefeld

Schaeffer D, Vogt D, Berens EM & Hurrelmann K (2016): Gesundheitskompetenz der Bevölkerung in Deutschland – Ergebnisbericht. Bielefeld: Universität Bielefeld

Sørensen K, van den Broucke S, Fullam I, Doyle G, Pelikan JM, Slonska Z & Brand H, (2012). (HLS-EU) Consortium Health Literacy European. Health literacy and public/ health: a systematic review and integration of definitions –and models. In: BMC Public Health. 80 Jg., Heft 12, 1–13

World Health Organization (WHO) (2002). Innovative Care for Chronic Conditions. Building Blocks for Action. Global Report. Genf: World Health Organization

World Health Organization (WHO) (1998). Health Promotion Glossary. Genf: WHO

Zum Weiterlesen

Strategiepapiere 1-4 zum Nationalen Aktionsplan: Hurrelmann K, Bauer U, Schaeffer D (2018). Strategiepapier #1 zu den Empfehlungen des Nationalen Aktionsplans. Das Erziehungs- und Bildungssystem in die Lage versetzen, die Förderung von

Gesundheitskompetenz so früh wie möglich im Lebenslauf zu beginnen. Berlin: Nationaler Aktionsplan Gesundheitskompetenz

Schaeffer D, Schmidt-Kaehler S, Dierks ML, Ewers M, Vogt D (2019). Strategiepapier #2 zu den Empfehlungen des Nationalen Aktionsplans. Gesundheitskompetenz in die Versorgung von Menschen mit chronischer Erkrankung integrieren. Berlin: Nationaler Aktionsplan Gesundheitskompetenz

Hurrelmann K, Schmidt-Kaehler S, von Hirschhausen E, Betsch C, Schaeffer D (2019). Strategiepapier #3 zu den Empfehlungen des Nationalen Aktionsplans. Den Umgang mit Gesundheitsinformationen in den Medien erleichtern Berlin: Nationaler Aktionsplan Gesundheitskompetenz

Schmidt-Kaehler S, Schaeffer D, Hurrelmann K, Pelikan JM (2019). Strategiepapier #4 zu den Empfehlungen des Nationalen Aktionsplans. Gesundheitskompetenz als Standard auf allen Ebenen im Gesundheitssystem verankern. Berlin: Nationaler Aktionsplan Gesundheitskompetenz

Schaeffer D, Bauer U, Hurrelmann K (2019). Strategiepapier #5 zu den Empfehlungen des Nationalen Aktionsplans. Gesundheitskompetenz systematisch erforschen. Berlin: Nationaler Aktionsplan Gesundheitskompetenz

Kickbusch I, Pelikan JM, Apfel F & Tsouros AD (Hrsg.) (2013). Health Literacy. The solid facts. (http://www.euro.who.int/__data/assets/pdf_file/0008/190655/e96854.pdf?ua=1; Zugriff am 23.11.2019)

Schaeffer D & Pelikan JM (2017). Health Literacy: Begriff, Konzept, Relevanz. In D. Schaeffer & JM Pelikan(Hrsg.). Health Literacy. Forschungsstand und Perspektiven. Bern: Hogrefe, S. 11–18

Wilkinson R & Picket K (2009). Gleichheit ist Glück. Warum gerechtere Gesellschaften für alle besser sind. 1. Aufl. Berlin: Tolkemitt Verlag bei Zweitausendeins

Empfehlenswerte Seiten

Wissen was Wirkt. Cochrane bloggt auf deutsch. Abrufbar unter: https://www.wissenwaswirkt.org/

Health Quality & Safety Commission, Neuseeland. Abrufbar unter: http://www.hqsc.n/nz/assets/Consumer-Engagement/Resources/health-literacy-booklet-3-steps-Dez-2014.pdf

Unity Point Health, USA. Abrufbar unter: http://www.teachbacktraining.org

NHS Scotland, United Kingdom. Abrufbar unter: http://www.healthliteracyplace.org.uk/tools-and-techniques/techniques/chunk-and-check

Motivational Interviewing Network of Trainers, USA. Abrufbar unter: www.motivationalinterviewing.org

National Patient Safety Foundation, USA. Abrufbar unter: http://www.npsf.org/?page=askme3

3 Strukturierte Schulungsprogramme

Matthias Mertin, Irene Müller

In diesem Kapitel gilt es zu beleuchten, wie durch strukturierte Schulungsprogramme Einfluss auf den langfristigen Therapieerfolg genommen werden kann. Strukturierte Patientenschulungen sind in der medizinischen Rehabilitation kein neues Thema, sondern haben im Rehabilitationssystem eine lange Tradition und sind mittlerweile zentrale Bestandteile der medizinischen Rehabilitation von Menschen mit chronischen Erkrankungen (de Vries & Petermann 2015). Sie bilden ein wichtiges Element für einen langfristigen Therapieerfolg. Obwohl die meisten Patientenschulungskonzepte multidisziplinär konzipiert sind, zeigen Untersuchungen, dass diese häufig monodisziplinär von Ärztinnen und Ärzten oder therapeutischen Berufen durchgeführt werden. Im Hinblick auf die Zielausrichtung von Patientenschulungen wird jedoch zunehmend gefordert, auch Pflegefachkräfte in die Schulungskonzeptionen und in die Durchführung einzubeziehen. Deshalb wird in diesem Kapitel zunächst erläutert, wie Patientenschulungen gekennzeichnet sind und welche Ziele sie verfolgen. Für die Beratung von Patientinnen und Patienten ist es wichtig, zu wissen, welche Patientenschulungen in welchen Kontexten in welchen Settings angeboten werden. Im Hinblick hierauf erfolgt dann eine Auseinandersetzung mit Patientenschulungen, die als Bestandteile der medizinischen Behandlung (z. B. im Rahmen von Disease Management Programmen) der medizinischen Rehabilitation (z. B. in Rehabilitationseinrichtungen) durchgeführt werden. Für die Entwicklung von Patientenschulungen gibt es Empfehlungen, diese theoriebasiert zu gestalten. Aus diesem Grund wird ein Modell vorgestellt und wichtige Hinweise daraus für die Konzeption von Schulungsmaßnahmen abgeleitet. Den Schluss des Kapitels bilden konkrete didaktische und methodische Umsetzungsmaßnahmen für die Patientenschulung.

3.1 Praxisbeispiel

Leon S. studiert in einem dualen Pflegestudiengang und befindet sich mittlerweile im sechsten Semester. Aktuell ist er auf einer kardiologischen Station eingesetzt und betreut mit seiner Praxisanleiterin eine Gruppe von zehn Patientinnen und Patienten. Dazu gehört auch Herr Heinz-Jörg A., ein 53-jähriger Abteilungsleiter einer größeren Bank, der vor zwei Tagen auf der Station aufgenommen wurde. Herr A. ist verheiratet und lebt mit seiner Frau in einem noch nicht abgezahlten Eigenheim in einer Kleinstadt. Bei einer Größe von 1,78 m wiegt Herr A. 88 kg. Sein Body-Mass-Index beträgt 27,8.

Nach seiner Ausbildung zum Bankkaufmann hat sich Herr A. intensiv um seine Karriere gekümmert. Aktuell ist er als Abteilungs- und Projektleiter bei einer größeren Bank beschäftigt. Aufgrund von Umstrukturierungen sind in den letzten Jahren mehrere größere Projekte unter seiner Verantwortung umgesetzt worden. In seiner Jugend war Herr A. sehr sportlich und hat regelmäßig in einer Handballmannschaft gespielt. Die sportlichen Aktivitäten hat er aber aufgrund des beruflichen Stresses aufgegeben. Gesundheitlich fühlt er sich eigentlich gar nicht schlecht, obwohl er es immer noch nicht geschafft hat, weniger als eine Schachtel Zigaretten am Tag zu rauchen. Wenn er abends spät nach Hause kommt, trinkt er zur Entspannung mit seiner Ehefrau gerne noch eine Flasche Wein. Beide sitzen dann zusammen und erzählen von ihrem Tag. Vor einigen Tagen kam Herr A. in die zentrale Notaufnahme einer Klinik. Er berichtete über starken Schwindel und Kopfschmerzen. Im Rahmen einer Selbstblutdruckmessung hatte er einen RR von 210/110 mmHg. Dies hat ihn so sehr beunruhigt, dass er sich in die Klinik begeben hat. Bei der Aufnahme waren die Blutdruckwerte stark erhöht (systolisch Werte zwischen 190 bis 210 mmHg). Das EKG war unauffällig. Herr A. hat von der behandelnden Ärztin zur Blutdrucksenkung einen Calciumantagonisten (5 mg-Sublingualkapsel Nifedipin) verabreicht bekommen. Danach hat sich der Blutdruck stabilisiert und Herr A. wurde zur Beobachtung stationär aufgenommen. Während des Tages macht Herr A. einen niedergeschlagenen und nachdenklichen Eindruck auf Leon. Im Gespräch mit ihm stellt sich heraus, dass Herr A. bereits vor einem Jahr wegen einer hypertensiven Krise in einem anderen Krankenhaus in der Notfallambulanz behandelt wurde. Damals ist ihm geraten worden, die Hypertonie bei seinem Hausarzt abklären zu lassen. Vom Hausarzt erhielt Herr A. dann zur Blutdruckregulation blutdrucksenkende Medikamente (ACE-Hemmer & Diuretikum). Zu Beginn der Therapie wurde dieses Medikament von Herrn A. regelmäßig genommen, allerdings zeigte das Medikament keine zufriedenstellende Blutdrucksenkung. Die gemessenen Blutdruckwerte lagen nach sechs Wochen bei ungefähr 150/85 mmHg, weshalb vom Hausarzt zusätzlich ein weiteres Medikament (Calciumantagonist) verordnet wurde, um einen systolischen Zielblutdruck von 135 mmHg zu erreichen. Herr A. berichtet, dass nach der Verordnung des zweiten Medikamentes nach einigen Tagen erste Nebenwirkungen auftraten, er häufig müde war und sich nicht mehr leistungsfähig fühlte. Aus diesem Grund hat er ohne Absprache mit dem Hausarzt eines der Medikamente abgesetzt. Leon kann die Situation von Herrn A. insgesamt nachvollziehen, fragt sich aber, ob Herr A. nicht hätte besser informiert sein müssen. In der Fachhochschule hat er viel darüber gelernt, dass es gerade für Patienten mit chronischen Erkrankungen verschiedene Edukationsprogramme gäbe.

3.2 Einleitung

Zentrales Element der Rehabilitation

Strukturierte Patientenschulungen haben sich in den vergangenen 30 Jahren zu einem zentralen Baustein der ambulanten und stationären Rehabilitation entwickelt. Sie sind zu einem wesentlichen Element der Prävention geworden, die das Ziel verfolgen, die Verschlechterung einer Erkrankung, deren Chronifizierung oder auch Folgeschäden bei einer bereits bestehenden chronischen Erkrankung zu vermeiden.

Traditionell wurden Patientenschulungen im Bereich der stationären medizinischen Rehabilitation eingesetzt, kommen aber zunehmend auch im Rahmen der Akutversorgung, z. B. in ambulanten Disease-Management-Programmen zur Behandlung des Diabetes Mellitus zum Einsatz. Sie haben im Rehabilitationssystem eine lange Tradition und gelten als ein Schlüsselelement für den langfristigen Therapieerfolg der medizinischen Rehabilitation von Menschen mit chronischen Erkrankungen (Hermanns & Kulzer 2003). Seit dem Aufkommen erster Schulungsprogramme in den USA für Diabetikerinnen und Diabetiker und später für Patientinnen und Patienten mit Asthma-Erkrankungen wurden zunehmend weitere Konzepte für andere Erkrankungen sowie für spezifische Zielgruppen (z. B. Kinder, Eltern) entwickelt und wissenschaftlich überprüft. Das Aufkommen und die Verbreitung von Patientenschulungsprogrammen ist eng mit der zunehmenden Diskussion von Patientenrechten in der Medizin und der steigenden Prävalenz von chronischen Erkrankungen verknüpft (Warschburger 2003).

Kompetenz zur Krankheitsbewältigung

Chronische Erkrankungen unterscheiden sich in vielerlei Hinsicht von Akuterkrankungen: Die Verlaufsdynamik ist vielfach durch einen häufig nicht vorhersehbaren Wechsel von latenten Phasen und akuten Krisen gekennzeichnet. Für die betroffenen Menschen selbst bedeutet dies, dass sie sich der Unwägbarkeit und Unsicherheit im Verlauf ihrer Erkrankung stellen müssen (Müller-Mundt 2001). Die Betroffenen müssen sich nicht nur auf die Verlaufsdynamik einstellen, es verändern sich auch die Anforderungen an ihre Kompetenzen zur Bewältigung der Krankheit. Sie sind nicht nur gezwungen, zu lernen, mit der Erkrankung im Alltag zu leben, die Erkrankung ist und wird zu einem Teil ihres Lebens (Warschburger 2003). Dies bedeutet, dass chronisch kranke Menschen mit der Herausforderung konfrontiert sind, neben der emotionalen und kognitiven Verarbeitung ihrer Erkrankung auch die erforderlichen Behandlungs- und Präventionsmaßnahmen tagtäglich umzusetzen, da für die langfristige Prognose chronischer Erkrankungen die erfolgreiche Umsetzung einer ausreichenden Selbstbehandlung von entscheidender Bedeutung ist (Hermanns & Kulzer 2003). Hierfür hat sich in den letzten Jahrzehnten die Patientenschulung als zentrales Element in der Versorgung chronisch Kranker bewährt, die folgendermaßen definiert werden kann:

»Patientenschulungen sind edukative Gruppenprogramme, die durch ein strukturiertes und standardisiertes Vorgehen darauf ausgerichtet sind, Personen mit einer chronischen Erkrankung durch die Vermittlung informations- und verhaltensorientierter Inhalte zu einer eigenverantwortlichen Krankheitsbewältigung zu befähigen.« (Mertin 2010)

Im Fokus von Patientenschulungen befinden sich Personen mit einer chronischen Erkrankung (Faller & Meng 2016). Die Durchführung von Patientenschulungen erfolgt in der Regel in Gruppen mit mehreren Personen. Die Anzahl der Teilnehmerinnen und Teilnehmer an einer Patientenschulung sollte eine Gruppengröße von 12 Personen nicht überschreiten (Reusch et al. 2004). Das Vorgehen in einer Patientenschulung ist in der Regel strukturiert und standardisiert. Dies bedeutet, dass die Schulungen geplant und in einer vereinheitlichten Form durchgeführt werden. Idealerweise liegt für die Durchführung einer Patientenschulung ein sogenanntes Manual vor, in dem die Patientenschulung im Hinblick auf die Zielgruppe, Lernziele und -inhalte, Methoden und Schulungsmaterialien konkret beschrieben wird. Wünschenswert ist zudem, dass das Manual darüber Auskunft gibt, von welcher Berufsgruppe (und mit welcher Qualifikation) einzelne Anteile der Patientenschulung durchgeführt werden sollen (Faller et al. 2011).

3.2.1 Ziele und Wirkungsweise

Laut de Vries und Petermann (2015) ist es wichtig, Patientenschulungen von anderen Angeboten abzugrenzen, die ausschließlich auf die reine Wissensvermittlung in Form von Patienteninformationen abzielen. Hierzu zählen beispielsweise allgemeine und spezifische Broschüren, Vorträge oder Aufklärungsgespräche. Patientenschulungen verfolgen das Ziel, krankheits- und behandlungsbezogenes Wissen zu vermitteln. Jedoch reicht Wissen allein nicht aus, um notwendige Verhaltensänderungen zu initiieren (ebda.). Aus diesem Grund enthalten Patientenschulungen neben Wissen auch Inhalte, die auf das Erlernen von Fertigkeiten und auf die Veränderung der Einstellung und Motivation einwirken. Daher spielt die Vermittlung verhaltensorientierter Inhalte und somit die Beeinflussung des Gesundheitsverhaltens ebenfalls eine bedeutende Rolle (Warschburger 2003). Hierdurch soll langfristig die Mitarbeit der Betroffenen bei der medizinischen Behandlung (Compliance) verbessert und ihre Fähigkeit zum eigenverantwortlichen Umgang mit ihrer jeweiligen Erkrankung gestärkt werden (de Vries & Petermann 2015).

Patientenschulung ist mehr als nur Wissensvermittlung

Compliance

Häufig wird in der Literatur über Patientenschulungen auf die mangelnde Compliance von Patientinnen und Patienten hingewiesen. Hierunter wird im Allgemeinen die Bereitschaft von Patientinnen und Patienten zur aktiven Mitarbeit an der Therapie verstanden. Hierfür sind laut Petermann (1997) verschiedene Aspekte verantwortlich, weshalb mangelnde Compliance nach einem interdisziplinären Versorgungsangebot verlange. In den letzten Jahrzehnten gibt es jedoch grundlegende Kritik am Compliance-Begriff, da

Aktive Mitarbeit an der Therapie

diesem laut vielen Autoren ein paternalistisches, also autoritäres Arzt-Patienten-Verhältnis zu Grunde gelegt wird (Petermann & Schaeffer 2011). In einem modernen Verständnis jedoch kann Compliance auch verstanden werden als eine über die reine Befolgung von ärztlichen Empfehlungen hinausgehende selbstbestimmte Mitarbeit bei der medizinischen Behandlung auf der Grundlage aller notwendigen Informationen (Faller 2011).

Laut Faller und Meng (2016) verfolgen Patientenschulungen die folgenden übergeordneten Ziele:

- Die Patientinnen und Patienten sollen informierte Entscheidungen hinsichtlich der Gestaltung des eigenen Lebensstils und der Inanspruchnahme von Gesundheitsleistungen treffen (Empowerment).
- Die Betroffenen sollen in die Lage versetzt werden, ihre Krankheit möglichst selbstständig und eigenverantwortlich zu bewältigen (Selbstmanagement).
- Die betroffenen Menschen sollen in der Interaktion mit Professionellen im Gesundheitswesen möglichst gleichberechtigt mitwirken (partizipative Entscheidungsfindung).

Die Basis für die Erreichung dieser Ziele bildet die Vermittlung von krankheits- und behandlungsbezogenem Wissen. Ein Problem chronisch Kranker ist das mangelnde Krankheits- und Behandlungswissen, welches in Folge dazu führt, dass medizinisch sinnvolle Maßnahmen nicht umgesetzt werden. Deshalb ist die Vermittlung von Wissensinhalten zur Verhaltensänderung eine der ersten Aufgaben von Patientenschulungen. Einschränkend ist jedoch anzumerken, dass aus dem Wissenszuwachs allein keine bedeutsamen Schulungseffekte resultieren, die zu einer Verhaltensänderung und somit zu einer langfristigen Verbesserung der Therapiemitarbeit führen. Die Wissensvermittlung ist zwar eine notwendige Voraussetzung für erwünschte Verhaltensänderungen, reicht dafür aber nicht aus. Krankheitsbezogenes Wissen bildet deshalb nur die Grundlage für Patientenschulungen. Dabei geht es jedoch nicht zwingend darum, Patientinnen und Patienten zu medizinischen Experten auszubilden, sondern einen Kenntnisstand zu erreichen, der eine aktive Krankheitsbewältigung ermöglicht (Warschburger 2003). Über die Vermittlung von Wissen hinaus ist es notwendig, dass die Betroffenen Fertigkeiten erlernen, die für das Symptom-Monitoring (z. B. Blutzuckermessungen) oder für die Durchführung von therapeutischen Maßnahmen (z. B. Insulininjektionen) notwendig sind. Zudem ist es ein Ziel von Patientenschulungen, die Einstellung zur eigenen Erkrankung positiv zu beeinflussen. Laut Reusch et al. (2017) gehören hierzu die Unterstützung bei der Krankheitsakzeptanz sowie weitere Parameter wie beispielsweise die Förderung des Selbstmanagements (▶ Kap. 4). Beide seien für die Motivation zu einem gesundheitsförderlichen Lebensstil sowie für die Compliance bedeutsam.

Befähigung zur Entscheidungsfindung Aus diesem Grund ist es wichtig, dass Patientinnen und Patienten dazu befähigt werden, informierte Entscheidungen hinsichtlich der Gestaltung ihres eigenen Lebensstils und der Inanspruchnahme von Gesundheitsleistungen zu treffen. Diese Befähigung wird auch als Empowerment bezeichnet. Empowerment besteht im Kern aus zwei Komponenten: aus der Entscheidung des Patienten, seine Erkrankung und deren Behandlung in die eigene Verantwortung zu übernehmen, und das »Befähigen« dazu. Laut Faller (2003) hilft Empowerment, also die Befähigung zu selbstverantwortlicher Lebensführung, die Compliance der Betroffenen zu verbessern und ihre Fähigkeit zum Selbstmanagement zu stärken. Hierfür ist eine bestimmte Gestaltung der Beziehung zwischen den Patientinnen und Patienten und den Professionellen des Gesundheitswesens notwendig. Als Methode hierfür steht das *Shared Decision Making* zur Erreichung von Empowerment zur Verfügung. Diese Methode ist dadurch definiert, dass mindestens zwei Beteiligte an einem Prozess des wechselseitigen Informationsaustausches aktiv partizipieren und nach einem interaktiven Abwägungsprozess zu einer gemeinsamen Entscheidung gelangen, für die beide Beteiligte die Verantwortung übernehmen. Hierbei ist die Wechselseitigkeit des Einflusses und Austausches entscheidend: Informationen werden nicht einseitig in Richtung Patientin oder Patient vermittelt, sondern diese bringen selbst Informationen ein, indem sie ihre eigenen Wertvorstellungen, Ziele und Erwartungen äußern. Im Rahmen einer partnerschaftlichen Beziehung ist die Aufgabe der Schulenden, auf der Basis der von ihnen identifizierten empirischen Wirksamkeitsbelege mögliche Behandlungsoptionen zu identifizieren und zu präsentieren. Die Aufgabe des Schulungsteilnehmenden ist es, die eigenen Präferenzen mit den vorgestellten Therapiezielen und Behandlungsoptionen abzugleichen und in einem gemeinsamen Verhandlungsprozess eine gemeinsame Entscheidung zu treffen. Durch die Erarbeitung eines darauffolgenden Handlungsplans kann eine Verbesserung der Compliance erreicht werden, da der Patient zu diesem Zeitpunkt Mitverantwortung an der Entscheidung trägt (Faller 2003).

Durch dieses Vorgehen soll erreicht werden, dass Patientinnen und Patienten eigenverantwortlich im Kontext ihrer Erkrankung handeln können. Damit sie mit ihrer Erkrankung leben können, benötigen sie vielfältige Kompetenzen. Sie müssen ihre jeweiligen Symptome wahrnehmen und behandeln, nachfolgende Handlungsoptionen abwägen und entscheiden, mit den eigenen Ressourcen sorgsam umgehen, eventuell soziale Unterstützung einholen sowie mit einer Verminderung der eigenen Belastbarkeit, mit Nebenwirkungen und ihren Ängsten umgehen. Diese Kompetenzen werden unter dem Begriff des Selbstmanagements zusammengefasst (Hörold & Landenberger 2014). Darunter fallen jene Kompetenzen und Fertigkeiten, mit denen die jeweiligen krankheitsspezifischen sowie alltags- und versorgungsbezogenen Aufgaben bewältigt werden können. Unter Selbstmanagement wird also das Erlernen der eigenverantwortlichen Therapiedurchführung verstanden, wozu weit mehr als kognitiver Wissenstransfer und die Durchführung praktischer Übungen notwendig ist.

3.2.2 Wirkmodell

Wie stehen nun die einzelnen beschriebenen Schulungsziele miteinander in Verbindung? Von der Würzburger Arbeitsgruppe Patientenschulung (Reusch et al. 2017) wurde ein Wirkmodell entwickelt, welches den Zusammenhang zwischen den erläuterten Zielen erklärt (▶ Abb. 3.1). Auf der untersten Stufe sagt das Modell aus, dass den zu schulenden Patientinnen und Patienten als Nahziel Gesundheitskompetenzen vermittelt werden sollen. Dazu werden krankheits- und behandlungsspezifisches Wissen vermittelt sowie Fertigkeiten zur Selbstdiagnostik und -behandlung eingeübt. Zugleich wird versucht, die Einstellung zur Erkrankung positiv zu beeinflussen, da diese bedeutsam für die Motivation zu möglichen notwendigen Verhaltensänderungen ist. Hierdurch werden die Patientinnen und Patienten auf der zweiten Stufe des Modells dazu befähigt, selbstständige Entscheidungen hinsichtlich ihrer eigenen Behandlung zu treffen und diese im Rahmen einer partizipativen Entscheidungsfindung zu vertreten (Empowerment). Wenn diese beiden Stufen erreicht sind, steigt die Wahrscheinlichkeit für das konkrete Selbstmanagementverhalten. Hierzu zählen eine positive Krankheitsbewältigung sowie die Adhärenz (bzw. Compliance). Auf den oberen Stufen befinden sich Fernziele der Patientenschulung: aufgrund der verbesserten Symptomatik sollen die Patientinnen und Patienten langfristig eine geringere Morbidität und höhere Leistungsfähigkeit aufweisen, wodurch sich deren Lebensqualität und soziale sowie berufliche Teilhabe erhöhen.

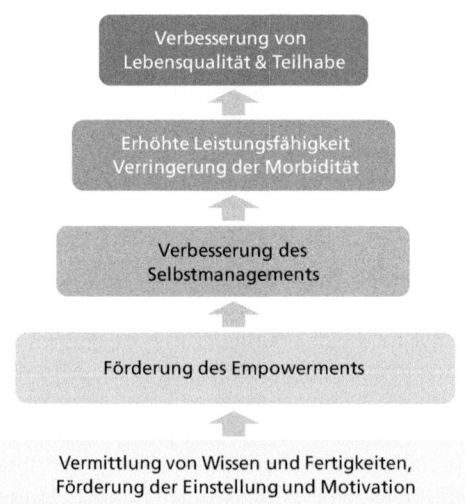

Abb. 3.1: Wirkmodell der Patientenschulung

3.2.3 Wirksamkeit von Patientenschulungen

Die Evidenz von Patientenschulungen ist bereits durch eine Vielzahl von systematischen Reviews und Metaanalysen auf der Grundlage von randomisierten kontrollierten Studien für unterschiedliche chronische Erkrankungen untersucht worden. Grundsätzlich ist es jedoch schwierig, die Wirksamkeit von unterschiedlichen Patientenschulungen miteinander zu vergleichen, da in den Studien verschiedene Ergebnisse betrachtet werden. Die Effektivität von Schulungen lässt sich durch die Erreichung proximaler und distaler Ziele untersuchen. Proximale Ziele können auch als schulungsnah bezeichnet werden und lassen sich zeitlich direkt nach einer Schulung messen (z. B. krankheits- und behandlungsbezogenes Wissen, Erwerb von Fertigkeiten). Distale Ziele werden schulungsfern und zu einem späteren Zeitpunkt erhoben (z. B. Verbesserung der Lebensqualität, Verbesserung des Gesundheitsverhaltens, Compliance/Adhärenz). Die schulungsnahen Ziele lassen sich in der Regel besser und zügiger erreichen, da die schulungsfernen Ziele durch eine Reihe anderer Faktoren beeinflusst werden können. In einer Übersichtsarbeit zur Wirksamkeit von Patientenschulungen von Faller et al. (2011) konnten beispielsweise die folgenden proximalen und distalen Effekte für Patientenschulungen nachgewiesen werden.

Patientenschulungen für Menschen mit einem Diabetes Mellitus führten zu einer verbesserten Stoffwechselkontrolle, zu einer Verringerung von Risikofaktoren (z. B. Übergewicht), zu einem reduzierten Medikamentenverbrauch und zu einem verbesserten Gesundheitsverhalten (z. B. höhere körperliche Aktivität, verbesserte Fußpflege). Diese Effekte waren nicht nur kurzfristig feststellbar, sondern konnten zum Teil auch nach einem Zeitraum von zwei Jahren noch nachgewiesen werden. Bei Patientinnen und Patienten mit einer koronaren Herzerkrankung konnte durch Patientenschulungen eine geringere Mortalität sowie eine geringere Anzahl von Reinfarkten erreicht werden. Im Hinblick auf pulmonale Erkrankungen sind die durch Schulungsmaßnahmen erreichten Effekte ebenfalls gut untersucht. Bei Asthma-Patientinnen und -Patienten lässt sich eine verbesserte Symptomkontrolle nachweisen, die unter anderem in einer Verringerung von Asthmaanfällen und Notfallsituationen resultiert. Zudem konnte gezeigt werden, dass nach einer Patientenschulung weniger Krankenhaus- und Arbeitsunfähigkeitstage auftreten und sich die Lebensqualität insgesamt verbessert. Diese Effekte treten auch bei Menschen mit einer chronisch obstruktiven Lungenerkrankung auf: auch hier reduziert sich die Hospitalisierungsrate und die Lebensqualität steigt an.

Patientenschulungen sind wirksam

3.2.4 Aktuelle Schulungspraxis

Patientenschulungen richten sich an Menschen mit bereits bestehenden Erkrankungen. Aus diesem Grund werden sie überwiegend von Trägern der Renten- bzw. Unfallversicherungen im Rahmen von stationären Rehabilitationsmaßnahmen angeboten. Seit Einführung der Disease-Management-Programme erfolgen Patientenschulungen auch zunehmend im ambulanten Sektor.

Patientenschulungen im Rahmen der medizinischen Rehabilitation

Patientenschulung als Teil des Behandlungsspektrums

Auf eine medizinische Rehabilitation haben gesetzlich Versicherte Anspruch bei einer drohenden Erwerbsunfähigkeit durch physische oder psychische Gesundheitsschäden oder um eine Behinderung oder Pflegebedürftigkeit abzuwenden oder zu mindern. Kostenträger der medizinischen Rehabilitation sind neben den gesetzlichen Krankenkassen vor allem die Rentenversicherung oder die Unfallversicherung (im Rahmen der Therapie von durch Berufstätigkeit entstandenen Erkrankungen). Auch für Kinder existieren spezielle Formen von Rehabilitationsmaßnahmen (Kassenärztliche Bundesvereinigung 2018). Medizinische Rehabilitationsmaßnahmen können sowohl ambulant als auch stationär in dafür zugelassenen Rehabilitationseinrichtungen durchgeführt werden. Insgesamt gibt es verschiedene Schwerpunkte, beispielsweise für pulmonale oder kardiologische Erkrankungen. Im Rahmen von sogenannten indikationsspezifischen Rehabilitationen steht die multimodale Behandlung (mit unterschiedlichen Behandlungsansätzen wie beispielsweise Bewegungsübungen, Medikamente, Maßnahmen zur Stressbewältigung etc.) einer spezifischen Erkrankung durch ein interdisziplinäres Team im Vordergrund. Für Erwachsene können dies zum Beispiel sein: Erkrankungen des Kreislaufsystems oder Atmungsorgane, muskuloskelettale Krankheiten sowie psychische oder psychosomatische Erkrankungen. Für Kinder und Jugendliche stehen Rehabilitationsmaßnahmen beispielsweise für Adipositas, Asthma bronchiale, Diabetes mellitus, Mukoviszidose oder Neurodermitis zur Verfügung (ebda.). Das Behandlungsspektrum umfasst neben medizinischer und pflegerischer Behandlung zudem komplexe Interventionen, zu denen Physiotherapie, Ernährungsberatungen, Raucherentwöhnung oder Stressbewältigung zählen.

Bestandteile der Rehabilitation sind auch solche medizinischen, psychologischen und pädagogischen Hilfen, die dazu beitragen, die Krankheits- und Behinderungsverarbeitung sowie den Umgang mit Krisensituationen zu fördern, Selbsthilfepotenziale aktivieren und lebenspraktische, soziale und kommunikative Fähigkeiten zu trainieren. Hierfür haben sich in der medizinischen Rehabilitation Patientenschulungen etabliert und gehören mittlerweile zum zentralen Bestandteil jeder Rehabilitationseinrichtung und haben dort einen hohen Stellenwert (Blitzer et al. 2009). Die Deutsche Rentenversicherung Bund (DRV) unterstützt die Entwicklung und Durchführung von Patientenschulungen in vielfältiger Weise. Bereits seit 2003 wurden von der DRV insgesamt 27 manualisierte Schulungscurricula zur Verfügung gestellt. Hierzu gehören beispielsweise Patientenschulungen aus der Orthopädie, Pneumologie, Kardiologie, Onkologie, Gastroenterologie und zu Stoffwechselerkrankungen. Die Schulungscurricula wurden von der DRV in Kooperation mit der Medizinischen Hochschule Hannover und der Universität Düsseldorf als sogenannte »Gesundheitstrainings« entwickelt und publiziert. Jedes Curriculum enthält eine Kurzeinführung sowie mehrere Schulungseinheiten mit definierten Lernzielen. Diese sind jeweils fachlich begründet dargestellt und mit inhaltlichen und methodischen Vorschlägen versehen (Worringen et al. 2017). Einige der Schulungsprogramme sind bereits wissenschaftlich im Hinblick auf ihre Wirksamkeit untersucht. Die Patientenschulungen stehen mitsamt Arbeitsblättern, Folien und Patientenheften allen Rehabilitationseinrichtungen zur Verwendung zur Verfügung und können auch unter der Internetadresse www.deutsche-rentenversicherung.de eingesehen, heruntergeladen oder schriftlich bestellt werden (Pfad: Fachinformationen – Infos für Reha-Einrichtungen – Patientenschulung & Beratung – Gesundheitstraining).

Ambulante Patientenschulungen im Rahmen von Disease-Management-Programmen

Um die Versorgung von Patientinnen und Patienten mit einer chronischen Erkrankung zu verbessern, gibt es in Deutschland seit dem Jahr 2002 sogenannte Disease Management Programme (DMP). Hierbei handelt es sich um strukturierte Behandlungsprogramme, die gemeinsam von den gesetzlichen Krankenkassen und zugelassenen Ärztinnen und Ärzten angeboten werden. Vorrangiges Ziel dieser Programme ist es, die einbezogenen Patientinnen und Patienten über den gesamten Verlauf der Erkrankung sektorenübergreifend (ambulant & stationär) und auf der Grundlage gesicherter wissenschaftlicher Evidenz über ein leitliniengerechtes Vorgehen zu behandeln. Hierdurch sollen mögliche Folgeschäden, Komplikationen und überflüssige Krankenhausaufenthalte vermieden sowie die Gesamtbehandlungskosten reduziert werden. Innerhalb der DMP sind Patientenschulungen für einen informierten Umgang mit der eigenen Erkrankung wesentliche Bestandteile (RKI 2015).

Strukturierte Behandlungsprogramme

Aktuell existieren DMP für sechs chronische Erkrankungen:

- Asthma
- Chronisch obstruktive Lungenerkrankung (COPD)
- Brustkrebs
- Diabetes mellitus Typ 1
- Diabetes mellitus Typ 2
- Koronare Herzkrankheit (KHK)

Für fünf weitere chronische Erkrankungen ist derzeit die Entwicklung von DMP vorgesehen (Herzinsuffizienz, Rheumatoide Arthritis, Osteoporose, Rückenschmerz und Depressionen).

Im Jahr 2019 waren insgesamt mehr als 8,2 Millionen Erkrankte in Disease Management Programmen eingeschrieben; hiervon entfielen knapp 4,5 Millionen auf Menschen mit einem Diabetes mellitus Typ 1 oder Typ 2 (Bundesversicherungsamt 2019). Die Teilnahme an den Disease Management Programmen erfolgt für die Versicherten der gesetzlichen Krankenversicherung auf freiwilliger Basis. Wenn eine Versicherte oder ein Versicherter sich in ein solches Programm einschreibt, erfolgt die weitere Behandlung durch eine koordinierende Hausärztin oder einen koordinierenden Hausarzt. Durch die

Abstimmung einzelner Behandlungsschritte soll die Zusammenarbeit zwischen verschiedenen behandelnden Fachärzten sowie Kliniken und Rehabilitationseinrichtungen verbessert und Über-, Unter- oder Fehlversorgungen vermieden werden. Voraussetzungen für die Teilnahme an einem DMP sind neben einer gesicherten Diagnose die Bereitschaft der Patientin oder des Patienten, aktiv an der Behandlung teilzunehmen sowie regelmäßige Arztbesuche. Die behandelnden Ärztinnen und Ärzte sowie weitere an der Behandlung beteiligten Gesundheitsberufe verpflichten sich, vorgegebene Vereinbarungen zu Qualitätskriterien, Behandlungsplänen und Fortbildungen einzuhalten (Bundesversicherungsamt 2019). Innerhalb aller DMP sind strukturierte Patientenschulungen verpflichtende Bestandteile. Hierzu existieren in jedem DMP konkrete Vereinbarungen, in denen beispielsweise die jeweiligen Ziele, Schulungsinhalte sowie evaluierte Schulungsprogramme beschrieben sind. Die Patientenschulungen dürfen laut Vereinbarung auch durch nicht-ärztliches Personal (z. B. Pflegekräfte oder medizinische Fachangestellte) erbracht werden, unter der Voraussetzung, dass diese eine Fortbildung zur Durchführung der angebotenen Schulung nachweisen.

3.3 Theoriebasierung

In der Vergangenheit erfolgte die Entwicklung von Patientenschulungen sehr häufig durch medizinische Expertinnen und Experten, die mit Hilfe ihrer Erfahrungen die Inhalte für die Schulungen festlegten. Aus umfangreichen Analysen zur Wirksamkeit von Patientenschulungen ist mittlerweile bekannt, dass Patientenschulungen und insbesondere den darin enthaltenen Methoden theoriebasierte Modelle zugrunde gelegt werden sollten. Dies wird zum Beispiel durch eine Metaanalyse gestützt, die die Wirksamkeit von edukativen Interventionen bei verschiedenen chronischen Erkrankungen untersucht und daraus Implikationen für edukative Interventionen ableitet (Cooper et al. 2001). Im Ergebnis machen die Autoren darauf aufmerksam, dass die untersuchten edukativen Interventionen im Allgemeinen unzureichend beschrieben sind und sich nicht genügend an theoretischen Modellen orientieren. Zudem zeigten sich in Schulungsprogrammen, die eine Kombination unterschiedlicher Lernstrategien genutzt haben, größere Effekte. Die Ergebnisse der Metaanalyse heben hervor, dass es für Praktikerinnen und Praktiker in der Patientenschulung eine hohe Notwendigkeit gibt, theoriebasierte Unterrichtsstrategien zu nutzen. Im Hinblick auf chronische Erkrankungen sei es zudem von hoher Bedeutung, dass die edukativen Interventionen darauf abzielten, die Patientinnen und Patienten in die Lage zu versetzen, informierte Entscheidungen zu treffen, sodass diese die Möglichkeit haben, ihr neu erworbenes Wissen in ihren Lebensalltag zu transferieren. Um dies erreichen zu können, sei es notwendig, dass die verwendeten pädagogischen Modelle spezifische Strategien zur Krankheitsanpassung und zur Ermöglichung von Vertrauen in das eigene Selbstmanagement beinhalteten. Aus diesem Grund sollten Modelle zur Beeinflussung des Gesundheits- und Krankheitsverhaltens in die pädagogischen Modelle integriert werden.

Die Verwendung von Theorien erlaubt einerseits, konkrete Schulungsinterventionen abzuleiten, und andererseits, die Wirksamkeit der Schulung anhand definierter Zielkriterien zu überprüfen. Dies wird beispielsweise auch in einem Review bestätigt (Michie & Abraham 2004). Das Ergebnis des Reviews führt zu der Forderung, dass therapeutische und didaktische Methoden der Patientenschulung verstärkt aus der Theorie abgeleitet werden sollten.

Für die Entwicklung von Patientenschulungen stehen derzeit unterschiedliche Theorien aus der Gesundheitspsychologie und der Gesundheitspädagogik zur Verfügung. Beim Gesundheits- und Krankheitsverhalten von Menschen handelt es sich um ein sehr komplexes Geschehen. Unter Gesundheitsverhalten werden alle Verhaltensweisen von Menschen verstanden, die nachweislich (nach wissenschaftlichen Erkenntnissen) dazu beitragen, die eigene Gesundheit zu erhalten oder Krankheiten zu vermeiden. Krankheitsverhalten hingegen bezeichnet alle Verhaltensweisen, die dazu beitragen, eine Krankheit zu entwickeln. Ob sich Menschen gesundheitsförderlich oder gesundheitsschädlich verhalten, ist von einer Vielzahl unterschiedlicher Variablen und Einflussfaktoren abhängig. Theorien und Modelle zum Gesundheits- und Krankheitsverhalten versuchen dieses komplexe Geschehen zu erklären oder vorherzusagen und mögliche Interventionen für die Beeinflussung des Verhaltens abzuleiten. In der Gesundheitspsychologie sind hierzu in der Vergangenheit eine Vielzahl an Theorien entwickelt worden, die grob in drei Gruppen eingeteilt werden können.

Beeinflussung des Gesundheitsverhaltens

3.3.1 Motivationale Modelle

Motivationale Modelle beziehen sich darauf, wie die Motivation bzw. die Absichtsbildung für ein neues Verhalten erklärt werden kann. Im Mittelpunkt der Modelle steht die Frage danach, welche Faktoren dazu beitragen, dass Menschen die konkrete Absicht bilden, ein neues Verhalten (das Ausführen eines gesundheitsförderlichen Verhaltens oder das Unterlassen eines gesundheitsschädlichen Verhaltens) zu planen. Obwohl motivationale Modelle gut den Zusammenhang zwischen bestimmten Faktoren und der Bildung einer Absicht zur Verhaltensänderung erklären können, zeigt sich in der Praxis, dass das tatsächliche Verhalten dann doch nicht immer ausgeführt wird. Das bedeutet, dass es zwischen der Absicht, ein neues Verhalten auszuführen und der tatsächlichen Umsetzung eines neuen Verhaltens, eine Lücke gibt. Diese Lücke ist Gegenstand sogenannter volitionaler Modelle.

Förderung der Absichtsbildung

3.3.2 Volitionale Modelle

Die volitionalen Modelle betrachten vor allem diejenigen Prozesse, die erst nach der Absichtsbildung stattfinden. Das Ziel dieser Modelle ist es, jene Faktoren zu identifizieren, die dazu beitragen, dass ein einmal gefasster

Förderung der Handlungsumsetzung

Handlungsentschluss tatsächlich umgesetzt und beibehalten wird (Vollmann & Weber 2011). Als ein Beispiel hierfür zählt das Rubikon-Modell von Heckhausen und Gollwitzer aus dem Jahr 1987 (Achtziger & Gollwitzer 2010). Das Rubikon-Modell besteht insgesamt aus vier Phasen. Es erstreckt sich von einer Phase des Abwägens verschiedener Handlungswünsche über das Planen einer konkreten Strategie bis hin zu einer Durchführungsphase und einer sich anschließenden Bewertung des Handlungsergebnisses.

In der ersten Handlungsphase (prädezisional – vor der Entscheidung) muss sich eine Person zunächst darüber im Klaren sein, welche konkrete Verhaltensänderung sie umsetzen möchte. Hierbei werden miteinander konkurrierende Ziele gegeneinander abgewogen, um daraus eine Handlungspriorität aufgrund von Umsetzbarkeit und Attraktivität abzuleiten. In der zweiten Handlungsphase (präaktional – vor der Umsetzung der Handlung) wird eine Entscheidung für ein konkretes Ziel getroffen und dieses nun genauer geplant. Die dritte Handlungsphase (aktional) dient der Handlungsinitiierung. Dabei konzentriert sich die Person auf ein wirksames Erreichen der vorher festgelegten Handlungsziele. In der letzten Handlungsphase (postaktional – nach der Handlung) findet eine Bewertung der Verhaltensänderung statt (Lippke & Renneberg 2006).

In der Vergangenheit hat sich gezeigt, dass es bei der Umsetzung von Handlungen hilfreich sein kann, wenn hierfür sogenannte Handlungspläne erarbeitet werden. Solche Handlungspläne beschreiben konkret, wie, wann und wo ein neues Verhalten ausgeübt werden soll. Hierbei ist es von Bedeutung, dass diese Handlungspläne sehr konkret gebildet werden. Dies ist vor allem dann von Bedeutung, wenn es um Handlungen geht, die leicht von außen störbar sind (beispielsweise beim Nikotin- oder Alkoholverzicht) (Lippke & Renneberg 2006).

Die beiden beschriebenen Modellformen (motivational/volitional) gehen davon aus, dass Personen, die eine Verhaltensänderung anstreben, einen kontinuierlichen Prozess durchlaufen, der dann zu einem gewünschten Handlungsziel oder zur Durchführung des neuen Verhaltens führt. Neuere Modelle gehen davon aus, dass Personen auf dem Weg von der Absichtsbildung bis zur Handlungsumsetzung verschiedene Stufen durchlaufen und versuchen, diese konkreter zu beschreiben. Hierbei handelt es sich um sogenannte Stadien- oder Stufenmodelle.

3.3.3 Stadien- oder Stufenmodelle

Berücksichtigung verschiedener Phasen

Die Stadien- oder Stufenmodelle gehen davon aus, dass Personen bei der Verhaltensänderung unterschiedliche Stufen durchlaufen, in denen jeweils unterschiedliche Einflüsse auf sie einwirken und in denen spezifische Faktoren für die Verhaltensänderung wichtig sind. Ein solches Modell stellt das *sozial-kognitive Prozessmodell gesundheitlichen Handelns* dar (Schwarzer 2004). Das auch als *Health Action Process Approach (HAPA)* bekannte Modell zur Erklärung und Vorhersage gesundheitsförderlicher und gesundheitsschädlicher Verhaltensweisen wurde Ende der 1980er-Jahre in Berlin entwickelt und seither in zahlreichen empirischen Untersuchungen überprüft. Es handelt sich hierbei um ein dynamisches Stadienmodell, welches qualitativ unterschiedliche Phasen zum Gegenstand hat, die Menschen während des Prozesses einer Gesundheitsverhaltensänderung durchlaufen. Dabei wird davon ausgegangen, dass auf dem Weg der Verhaltensänderung erst bestimmte Vorstufen durchlaufen werden, auf denen man sich sukzessive weiterbewegt. Die Grundannahme dabei ist, dass es nicht ein einziges Vorhersagemodell für den Weg der Verhaltensänderung gibt, sondern auf jeder Stufe ein eigenes Vorhersagemodell durchlaufen wird (Schwarzer 2004). Damit unterscheidet sich das HAPA grundsätzlich von so genannten kontinuierlichen Vorhersagemodellen, die von bestimmten Faktoren ausgehen (beispielsweise dem Erleben einer Bedrohung) und diese als prädiktiv für ein bestimmtes folgendes Gesundheitsverhalten betrachten. Das von Schwarzer entwickelte Modell versucht, die Nachteile der kontinuierlichen Vorhersagemodelle zu überwinden, indem gut untersuchte Faktoren aus verschiedenen Modellen in ein neues Modell integriert wurden.

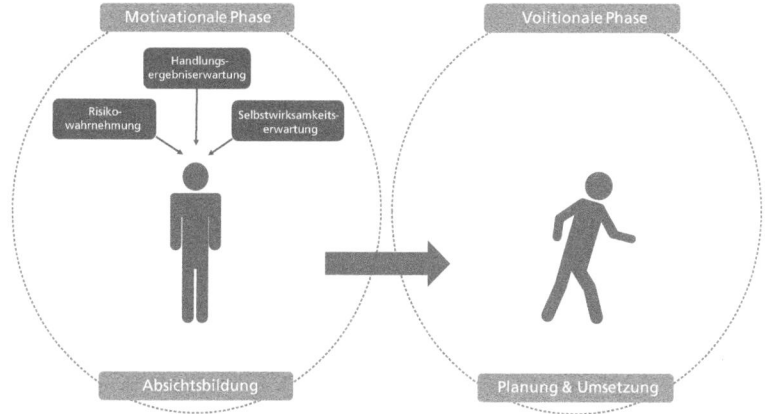

Abb. 3.2: Phasen des HAPA-Modells (Sozialkognitives Prozessmodell gesundheitlichen Handelns)

Schwarzers Modell unterscheidet im Grundsatz zwei Prozesse (▶ Abb. 3.2): eine präintentionale Motivationsphase und eine postintentionale Volitionsphase. Das Modell geht davon aus, dass in der motivationalen Phase (Absichtsbildung) zunächst eine explizite Intention bezogen auf ein bestimmtes neues Verhalten gebildet werden muss, bevor das neue Verhalten in der volitionalen Phase (Planung und Umsetzung) geplant und realisiert wird (Lippke & Renneberg 2006). Konkret heißt dies: zuerst muss ein Ziel gesetzt werden und dann muss dieses Ziel in eine konkrete Handlung umgesetzt werden.

Nachdem das Ziel und der Entschluss für eine Verhaltensänderung gefasst wurden, wird dieses jedoch nicht zwingend umgesetzt. Zwischen der Zielsetzung und der Umsetzung des Verhaltens findet häufig noch ein Prozess der Planung statt, der von Schwarzer als intentionale Phase bezeichnet wird. In diesem Prozess wird einerseits eine Handlungsplanung und andererseits eine Bewältigungsplanung vorgenommen (Schwarzer & Fleig 2014).

In der Handlungsplanung werden das konkrete Was, Wann, Wo und Wie der geplanten Handlung bzw. des geplanten Verhaltens in den Blick genommen. In Patientenschulungen hat es sich hierzu bewährt, diese Handlungspläne gemeinsam mit Patientinnen und Patienten vorzunehmen und diese auch zu verschriftlichen. Die Bewältigungsplanung kann dann helfen, mögliche Barrieren und Schwierigkeiten vorab zu erkennen und zu überlegen, wie diese ausgeräumt werden können. Erst daran schließt sich die eigentliche Handlung bzw. das neu auszuführende Verhalten an. In dieser aktionalen Phase wird das konkrete Verhalten ausgeführt, möglichst auch aufrechterhalten oder wiederaufgenommen, falls es zu einer Unterbrechung kam.

Da im Rahmen von Patientenschulungen häufig die motivationalen Prozesse gefördert werden sollen, werden diese näher betrachtet. Die Absichtsbildung in der Motivationsphase ist nach Schwarzer vor allem durch drei Überzeugungen gekennzeichnet: Es handelt sich hierbei um die Risikowahrnehmung, die Handlungsergebniserwartung sowie um die Selbstwirksamkeitserwartung (▶ Abb. 3.2).

Risikowahrnehmung

Eigene Risiken erkennen

Die Einsicht, dass es einen Zusammenhang zwischen dem eigenen Verhalten und der eigenen Gesundheit gibt, gilt als wichtiger Schritt im Prozess der Verhaltensänderung. Hieraus ergibt sich zunächst ein bestimmter Grad von Bedrohung, der zu einer nachfolgenden Suche nach Informationen über mögliche Folgen und potenzielle Gegenmaßnahmen führt. Die Wahrnehmung eines individuellen Risikos beruht jedoch immer auf subjektiven Einschätzungen des Schweregrads einer Erkrankung sowie der Wahrnehmung der eigenen Verwundbarkeit (Schwarzer 2004). Dieser Prozess gilt als der erste Schritt in der Kausalkette der Verhaltensänderung und kann auch als Situationsergebniserwartung verstanden werden (»Wenn ich mich weiter so verhalte wie jetzt, werde ich ernsthaft erkranken«).

Damit sich Personen überhaupt erst bewusst gesundheitsförderlich verhalten können, muss ihnen deshalb bekannt sein, welche Verhaltensweisen riskant oder gefährdend sind. Problematisch erscheint vor diesem Hintergrund, dass Menschen dazu neigen, ihr eigenes Risiko zu erkranken als eher unterdurchschnittlich einschätzen. Dieses als *unrealistischer Fehlschluss* (Schwarzer 2004) oder *unrealistischer Optimismus* (Renner 2000) bekannte Phänomen beeinträchtigt theoretisch die Grundlage für eine Verhaltensänderung, da unter Umständen keine bedeutsame Bedrohung erlebt wird oder das eigene Risiko unterschätzt wird. Unter unrealistischem Fehlschluss ist zu verstehen, dass Personen, die nach ihrem Erkrankungsrisiko befragt werden, im Mittel ihr Risiko geringer einschätzen als das Risiko ihrer Peers (Renner 2000).

Dieses Phänomen konnte bereits in zahlreichen Untersuchungen für unterschiedliche Gesundheitsprobleme, wie beispielsweise für das Herzinfarkt-, Schlaganfall- und Hypertonierisiko belegt werden. Pessimistische Fehlschlüsse, also die Überschätzung des eigenen Risikos, eine Erkrankung zu erleiden, treten dagegen vergleichsweise selten auf.

3.3 Theoriebasierung

Handlungsergebniserwartung

Damit der nächste Schritt im Prozess der Verhaltensänderung möglich wird, müssen der betreffenden Person eine oder mehrere Verhaltensweisen bekannt sein, die geeignet sind, das wahrgenommene Risiko zu reduzieren. Diese als Handlungsergebniserwartungen bezeichneten Überzeugungen sind bezüglich der Änderungsmotivation die wichtigsten Überzeugungen, da das Vorhandensein von alternativen Handlungsmöglichkeiten eine notwendige Bedingung für die Verhaltensänderung darstellt (Schwarzer et al. 1996). Anders gesagt: Wenn keine andere Verhaltensmöglichkeit zur Verfügung steht, kann das Verhalten auch nicht geändert werden. Weiterhin kennzeichnend ist, dass die möglichen positiven und negativen Ergebnisse der infrage kommenden Handlungsalternativen abgewogen werden und in einer Kosten-Nutzen-Analyse enden. Das bedeutet, dass einer erkrankten oder gefährdeten Person bekannt sein muss, dass alternative Handlungsmöglichkeiten existieren, die geeignet sind, eine Bedrohung zu reduzieren.

Von Handlungsalternativen überzeugt sein

Aus diesen Ursache-Wirkungs-Zusammenhängen können Erwartungen für die eigene Person abgeleitet werden, die zum Ausdruck bringen, für wie wahrscheinlich man es hält, dass die Veränderung bestimmter Verhaltensweisen zu einer gewünschten Konsequenz führt. Die individuellen Kenntnisse solcher Zusammenhänge werden im HAPA als Handlungsergebniserwartungen bezeichnet und gelten als eine unabdingbare Voraussetzung für die Bildung einer Motivation zur Verhaltensänderung (Schwarzer 2004).

Handlungsergebniserwartungen können durch das Vorliegen dreier Eigenschaften charakterisiert werden, die notwendig sind, um wirksam zu werden: Zum einen ist dies die *Handlungskontingenz*. Als Handlungskontingenz kann der Grad der Wahrscheinlichkeit des gemeinsamen Auftretens zweier Merkmale oder Sachverhalte bezeichnet werden. Bezogen auf die Handlungsergebniserwartungen bedeutet dies, dass eine Person davon überzeugt sein muss, dass die Veränderung einer Verhaltensweise auch wirklich zu einem bestimmten Ergebnis führt. Es müssen also Verhaltensweisen bekannt und bewusst sein, die geeignet sind, eine Bedrohung zu reduzieren (Schwarzer 2004). Da jedoch häufig mehrere Verhaltensweisen zur Reduzierung einer Bedrohung zur Verfügung stehen, müssen betroffene Personen zwischen unterschiedlichen Maßnahmen diejenigen auswählen, die sie selbst als effizient betrachten. Dies bedeutet, dass sie auch Informationen über die so genannten *Handlungseffizienzen* benötigen, um eine individuell tragbare Entscheidung treffen zu können (Schwarzer et al. 1996). Daneben ist für die Handlungsergebniserwartung zudem bedeutsam, dass die zur Verfügung stehenden effizienten Verhaltensmöglichkeiten unterschiedliche Wertigkeiten für die betroffene Person haben können; das heißt, eine potenzielle Verhaltensweise kann zwar als effizient aber dennoch als aufwändig betrachtet werden. Die *Handlungsvalenz* bezeichnet somit drittens die Tatsache, dass die zur Verfügung stehenden Verhaltensmöglichkeiten hinsichtlich ihrer individuellen Bedeutsamkeit abgewogen werden (Heckhausen 1980).

3 Strukturierte Schulungsprogramme

Selbstwirksamkeitserwartung

Von den eigenen Möglichkeiten überzeugt sein

Risikowahrnehmung und Handlungsergebniserwartungen können wirkungslos bleiben, wenn eine Person die eigenen Möglichkeiten und Kompetenzen zur Umsetzung eines neuen Verhaltens als gering einstuft. Diesem Konstrukt der Selbstwirksamkeitserwartung wird aufgrund empirischer Untersuchungen für alle Phasen des Handlungsregulationsprozesses eine große Bedeutung zugemessen (Schwarzer 2004).

Selbstwirksamkeitserwartung wird dabei als die subjektive Gewissheit verstanden, eine neue oder schwierige Anforderungssituation aufgrund eigener Kompetenz bewältigen zu können. Es handelt sich hierbei also um eine subjektive Kompetenzerwartung. Die Selbstwirksamkeitserwartung mündet dabei nach Schwarzer (2004) gemeinsam mit dem Bedrohungsempfinden und den Handlungsergebniserwartungen in die Motivation zur Verhaltensänderung ein. Hier kommt es dann zur Überlegung, welche Handlungsschritte angewendet werden sollen und ob für deren Ausführung die notwendigen Kompetenzen vorhanden sind. Es handelt sich hierbei um subjektive Überzeugungen und den Glauben an eigene Fertigkeiten und Fähigkeiten, wobei diese allgemein oder spezifisch formuliert werden können.

Allgemeine Selbstwirksamkeitserwartungen umfassen alle Lebensbereiche und bringen eine optimistische Einschätzung einer generellen Bewältigungskompetenz zum Ausdruck. Spezifische Selbstwirksamkeitserwartungen hingegen beziehen sich eher auf die subjektive Gewissheit, eine konkrete Handlung auch gegen Widerstände und situationsspezifische Barrieren auszuführen zu können (Schwarzer & Jerusalem 2002). Insbesondere die spezifischen Selbstwirksamkeitserwartungen können durch pädagogische Interventionen beeinflusst werden.

Laut Bandura (1998) existieren hierarchisch gegliederte Möglichkeiten zur Verbesserung der Selbstwirksamkeitserwartungen. Erstens können Personen durch die erfolgreiche Bewältigung (Mastery Experience) einer schwierigen Anforderung erfahren, dass die eigenen Anstrengungen zu den gewünschten Ergebnissen geführt haben. Durch die stellvertretende Erfahrung (Vicarious Observation) in Form von Beobachtung von Modellpersonen, können Menschen ebenfalls zu dem Schluss kommen, dass sie über gleiche Bewältigungskompetenzen verfügen. Hierzu ist jedoch Voraussetzung, dass die beobachtete Person (Modellperson) über ausreichend ähnliche Merkmale verfügt (beispielsweise Geschlecht, Alter oder auch Beruf). Des Weiteren können Personen durch symbolische Erfahrung oder Überredung (Social Persuasion) in Form verbaler oder schriftlicher Mitteilungen zu der Überzeugung gelangen, eine schwierige Anforderung lösen zu können.

3.4 Didaktik und Implementierung von Patientenschulungen

Um die Ziele der Patientenschulung zu erreichen, ist es notwendig, vor der Durchführung zu überlegen, welche Inhalte an die Teilnehmerinnen und Teilnehmer vermittelt werden sollen und mit welchen konkreten Methoden dies umgesetzt werden kann. Hier sind Fragen der Didaktik von übergeordneter Bedeutung. Unter Didaktik wird im Allgemeinen die Wissenschaft vom lernwirksamen Lehren verstanden, in der es u. a. darum geht, sich mit den möglichen Lerninhalten und der Durchführung des Lehrens auseinanderzusetzen (Quilling 2015). Die Didaktik der Patientenschulung hat sich in den letzten Jahren verändert, da festgestellt wurde, dass ein großer Teil der Patientenschulungen sich zu sehr auf die Vermittlung von krankheitsbezogenem Wissen bezog und überwiegend Methoden eingesetzt wurden, die auf die Wissensvermittlung abzielten. Untersuchungen in Schulungseinrichtungen konnten beispielsweise zeigen, dass der Wissenserwerb das häufigste Ziel von Patientenschulungen in der medizinischen Rehabilitation ist und überwiegend Vorträge als Methoden eingesetzt wurden. Die Autoren der Studie konnten zudem aufzeigen, dass etwa die Hälfte der eingesetzten Schulungsleiterinnen und -leiter keine spezifische pädagogische Fortbildung hatten und die Schulungen zu einem großen Teil von Ärztinnen und Ärzten durchgeführt wurden (Reusch et al. 2013, Friedl-Huber et al. 2007). Daraus schlussfolgernd wurde insbesondere hinsichtlich der Qualifizierung von Schulungsdurchführenden ein hoher Entwicklungsbedarf diagnostiziert, da in den Schulungen überwiegend mit kognitiv ausgerichteten Methoden gearbeitet wird, die nicht immer geeignet sind, die Schulungsziele zu verfolgen. Aus diesem Grund wird zunehmend gefordert, die Didaktik der Patientenschulung stärker theoriegeleitet zu gestalten (z. B. unter Zuhilfenahme des HAPA-Modells) und im Hinblick auf die methodische Gestaltung unterschiedliche Lernstrategien zu nutzen.

Nutzung unterschiedlicher Lernstrategien

3.4.1 Umsetzung von Patientenschulungen

Im Hinblick auf chronische Erkrankungen ist es von hoher Bedeutung, dass die Schulungsmaßnahmen darauf abzielen, die Patientinnen und Patienten in die Lage zu versetzen, informierte Entscheidungen zu treffen, sodass diese die Möglichkeit haben, ihr neu erworbenes Wissen in ihren Lebensalltag zu übertragen. Um dies erreichen zu können, ist es notwendig, dass Patientenschulungen spezifische Strategien zur Krankheitsadaptation und zur Ermöglichung von Vertrauen in das eigene Selbstmanagement beinhalten (Cooper et al. 2001). In aller Regel enthalten Patientenschulungen verschiedene Bausteine, die darauf abzielen, die Patientinnen und Patienten zum Selbstmanagement zu befähigen. In Kasten 3.1 sind mögliche Bausteine einer Schulung für Patientinnen und Patienten mit einer arteriellen Hypertonie dargestellt.

Kasten 3.1:
Mögliche Bausteine einer Hypertonie-Schulung

> **Bausteine einer Hypertonie-Schulung**
>
> Informationen über die Erkrankung, Symptome und mögliche Therapiemöglichkeiten (z. B. Ursachen und Einteilung des Bluthochdrucks, Einflussfaktoren, Begleiterkrankungen, Folgen des zu hohen Blutdrucks, medikamentöse Behandlung)
>
> Motivierung zum Abbau von Risikoverhalten und zu einem gesundheitsförderlichen Lebensstil (Umstellung auf kochsalzarme Ernährung, geringer Alkoholkonsum, Erhöhung körperlicher Aktivität)
>
> Training von Fertigkeiten zur Überwachung von Symptomen und zur korrekten Durchführung therapeutischer oder pflegerischer Maßnahmen (z. B. Durchführung der Selbstblutdruckmessung, Vermeidung von Fehlern bei der Blutdruckmessung, Führen eines Blutdruckpasses und Erkennen einer hypertensiven Krise)
>
> Training sozialer Kompetenzen zur Suche nach und Inanspruchnahme von sozialer Unterstützung sowie zur Kommunikation mit medizinischen Experten (z. B. zur Partizipativen Entscheidungsfindung)
>
> Verbesserung der Stressbewältigung und des Stressmanagements (z. B. Durchführung von Entspannungsübungen)
>
> Psychologische Unterstützung, um krankheits- oder behandlungsbedingte Ängste und Depressionen zu vermindern

Im Folgenden werden insbesondere die ersten drei Bausteine näher in den Blick genommen, da diese in Patientenschulungen auch durch Fachpflegekräfte geplant und durchgeführt werden. Die letzten zwei Bausteine werden in der Regel von Disziplinen angeboten, die hierfür entsprechend qualifiziert sind (Psychologinnen und Psychologen bzw. Psychotherapeutinnen und Psychotherapeuten).

3.4.2 Informationsvermittlung

Für die Auswahl von krankheits- und behandlungsbezogenem Wissen eignet sich das HAPA-Modell von Schwarzer (2004). Die Inhalte sollten so ausgewählt werden, dass die Teilnehmerinnen und Teilnehmer sich einerseits über die Risiken und Auswirkungen einer Erkrankung und des eigenen Verhaltens bewusst werden (Förderung der Risikowahrnehmung) und über Informationen verfügen, die ein Verständnis der Krankheitsentstehung ermöglichen. Zudem sollten sie Informationen über mögliche Behandlungsmöglichkeiten erhalten und verstehen, wie der Krankheitsverlauf beeinflusst werden kann (Handlungsergebniserwartungen).

Im Hinblick auf die Förderung der Risikowahrnehmung kann durch die Vermittlung von Wissen auf die Bedrohungswahrnehmung Einfluss genommen werden. Didaktisch sollten hierzu wissenschaftsbasierte Informationen über Risikofaktoren, Ursachenzusammenhänge und mögliche Konsequenzen eines konkreten Verhaltens ausgewählt werden. Auf diese Weise kann gezielt auf die Wahrnehmung einer konkreten Bedrohung eingewirkt und erreicht werden, dass Personen mit einer chronischen Erkrankung zur Überzeugung gelangen, dass ein bestimmtes Verhalten mit einem substanziellen Risiko verbunden ist (im Hinblick auf eine Hypertonieerkrankung sollte deshalb die konkrete Gefährdung des Auftretens von Komplikationen erläutert werden). Die Wissensvermittlung stellt sich hier also als eine notwendige Bedingung dar. Dies ist insbesondere vor dem Hintergrund einer zunehmenden medizinischen Forschung über Risikofaktoren und krankheitsrelevante Faktoren der Aufrechterhaltung einer Erkrankung sowie über Therapiemöglichkeiten von Bedeutung. Allerdings ist es notwendig, die hierzu notwendigen Informationen so zu gestalten, dass sie in ihrer Komplexität reduziert und verständlich gemacht werden.

Wissensvermittlung

In Bezug auf die Handlungsergebniserwartungen muss den betroffenen Patientinnen und Patienten nicht nur bekannt sein, ob und welches neue Verhalten bzw. welche konkreten Maßnahmen wirksam werden. Sie müssen zudem davon überzeugt sein, dass diese Maßnahmen oder Verhaltensweisen wirksam sind. In einer Kosten-Nutzen-Analyse wägen die Patientinnen und Patienten dann ab, ob sich das neue Verhalten für die betroffene Person »lohnt«. Als Schulungsmaßnahme sollte in diesem Bereich die objektive, optimistische und verständliche Darstellung des individuellen, potenziellen Nutzens von erwünschten Verhaltensweisen im Fokus stehen. Im Hinblick auf die Gestaltung der Schulung zur Beeinflussung der Handlungsergebniserwartungen bedeutet dies wiederum: die verständliche Aufbereitung und Präsentation von wissenschaftsbasierten Daten zur Evidenz der zur Verfügung stehenden Maßnahmen kann die Handlungsergebniserwartungen fördern und unterstützen. In individuellen Beratungen sowie Kleingruppenarbeiten können zudem die Handlungsvalenzen bewusstgemacht und diskutiert werden. Dies erfolgt mit dem Ziel, die betroffenen Patientinnen und Patienten zu einer selbstbestimmten und eigenverantwortlichen Therapiedurchführung zu befähigen.

Objektive Darstellung

3.4.3 Nutzung empirischer Ergebnisse aus der Bildungsforschung

Neben der Berücksichtigung der genannten Zielvariablen wird von Expertinnen und Experten empfohlen, für die Gestaltung von Patientenschulungen auch Ergebnisse aus der empirischen Bildungsforschung zu nutzen. Ein Teil der Bildungsforschung befasst sich mit der Frage, welche Merkmale des Unterrichts für die Kompetenzentwicklung der Lernenden von Bedeutung sind. Dabei sind vor allem Ergebnisse aus der Unterrichtsforschung relevant, in der untersucht wird, wie Lernprozesse verlaufen und wie diese durch die

Qualitätsmerkmale

konkrete Gestaltung des Unterrichts unterstützt werden können (Gräsel 2015). Ergebnisse daraus können dann in die Schulungskonzeption und in die konkrete Planung der Unterrichtsmethoden einfließen. Feicke und Spörhase (2012) empfehlen deshalb für die Schulungsgestaltung drei Qualitätsmerkmale von gutem Unterricht besonders zu beachten:

a) Inhaltliche und strukturelle Klarheit der Schulung
Für die Teilnehmenden an einer Schulung ist es wichtig, dass der Unterricht in seinen Zielen und im Ablauf klar ist. Dies bedeutet, dass zu Beginn der Schulung die Ziele verdeutlicht, die Anforderungen erläutert und der Ablauf dargestellt werden. Eine aktive Partizipation kann erreicht werden, wenn die Teilnehmenden die Möglichkeit haben, die Ziele und das Vorgehen mitzubestimmen. Zugleich ist es wichtig, dass die Schulungsleiterin/der Schulungsleiter ihre/seine Rolle im Schulungsgeschehen erklärt.
Zudem ist es wichtig, dass die in der Schulung gestellten Arbeitsaufgaben klar formuliert sind und die Schulung einem methodischen Grundrhythmus folgt. Zu Beginn einer Schulungseinheit sollte immer ein Einstieg oder eine Einleitung in das jeweilige Thema erfolgen. Im Anschluss daran werden wichtige Inhalte gemeinsam erarbeitet (Erarbeitungsphase) und zum Ende der Schulungseinheit die wichtigsten Ergebnisse zusammengefasst und gesichert (z. B. auf einer Flipchart). Die Teilnehmenden sollten aktiv einbezogen werden, die Schulung selbst sollte einen roten Faden aufweisen.

b) Teilnehmerorientiertes Sozialklima
Die Schulungsatmosphäre und die Lernumgebung sollten die Individualität der Teilnehmenden berücksichtigen. Untersuchungen zeigen, dass Patientinnen und Patienten sich wünschen, dass ihre individuellen Bedürfnisse bei der Auswahl der Schulungsinhalte berücksichtigt werden. Da es ihnen schwerfällt, komplexe medizinische Sachverhalte zu verstehen, ist es wichtig, die Menge und Komplexität stark auf das Wesentliche zu reduzieren. Hinsichtlich des Prinzips der Teilnehmerorientierung sollten die Schulungsinhalte jedoch nicht allein in ihrer Komplexität reduziert, sondern sprachlich an die individuellen Voraussetzungen angepasst werden. Dies kann beispielsweise dadurch erfolgen, dass sprachlich auf die Verwendung von Anglizismen (englische Wörter) verzichtet wird und klar verständliche Empfehlungen formuliert werden (Altgeld 2007). Zudem sollten die Teilnehmenden die Möglichkeit bekommen, innerhalb der Patientenschulung Prioritäten zu setzen, den Verlauf mitgestalten zu können und innerhalb der Schulung über alternative Lernmethoden entscheiden zu können (Feicke & Spörhase 2012). Ebenso wünschen sich Patientinnen und Patienten, dass ein Erfahrungsaustausch untereinander ermöglicht wird, um so auch von den Erfahrungen anderer Patientinnen und Patienten lernen zu können (Faller & Meng 2016). Ein weiterer Aspekt der Teilnehmerorientierung beinhaltet, dass an die Erfahrungen und Lebenswelten der Patientinnen und Patienten angeknüpft wird, indem z. B. Bilder und Metaphern verwendet werden, die zu einem besseren Verständ-

nis der Lerninhalte beitragen (die Physiologie des Blutdrucks lässt sich beispielsweise sehr gut mit einem einfachen Gartenschlauch verbildlichen).

c) Kognitive Aktivierung

Hierunter werden alle Aspekte verstanden, die innerhalb der Schulung darauf abzielen, die Teilnehmenden zu eigenaktivem Lernen anzuregen und ihnen zu ermöglichen, über ein bestimmtes Thema vertieft nachzudenken (Feicke et al. 2011). Dies kann durch die Beachtung von insbesondere zwei Aspekten erreicht werden:

– Zum einen sollten die Teilnehmenden die Möglichkeit bekommen, sich mit *anspruchsvollen Aufgaben* zu beschäftigen. Diese sollten möglichst authentische Situationen repräsentieren (z. B. der Umgang mit spezifischen Symptomen), die eine exemplarische Erschließung des jeweiligen Inhaltes ermöglichen. Bei der Bearbeitung dieser Aufgaben werden die Teilnehmenden dazu angeregt, zu einer Frage etwas zu erläutern, etwas zu vergleichen, zu diskutieren und Fragen zu stellen oder Vermutungen zu äußern. Von besonderer Bedeutung ist, dass die Aufgaben häufig mehrere Lösungsmöglichkeiten zulassen, die von ihnen bewertet werden müssen. Das bedeutet, dass es bei der Bearbeitung dieser Aufgaben nicht um richtig oder falsch geht, sondern um die Auseinandersetzung mit den Lösungsmöglichkeiten (Feicke & Spörhase 2012).

– Zum anderen sollten bei Gesprächen innerhalb der Schulung die Teilnehmerinnen und Teilnehmer substanziell beteiligt werden, indem sie nach Lösungsmöglichkeiten für eine spezifische Problematik gefragt und Erklärungen oder Argumente dafür eingeholt werden. Hierbei ist es wünschenswert, dass die Schulungsinhalte an das Vorwissen der Teilnehmenden anknüpfen oder dieses aktiviert. Für die Schulungsdurchführenden ist es deshalb wichtig, dass sie gezielt offene Fragen stellen, die den Teilnehmenden ermöglichen, ihr individuelles Vorwissen zu aktivieren und auf die konkrete Frage anzuwenden (ebda.).

3.4.4 Motivierung zum Abbau von Risikoverhalten und zu einem gesundheitsförderlichen Lebensstil

Für die Erreichung der Schulungsziele ist es mitunter notwendig, dass die betroffenen Patientinnen und Patienten ihr bisheriges Gesundheitsverhalten reflektieren und an die Erkrankung anpassen. Da viele der chronischen Erkrankungen ihren Ursprung im Lebensstil haben (z. B. Nikotinabusus, Alkoholabusus, mangelnde körperliche Aktivität, hohe Kalorienzufuhr), ist die Motivierung der Patientinnen und Patienten zum Abbau von Risikoverhalten und zu einem gesundheitsförderlichen Lebensstil insbesondere in Patientenschulungen von hoher Bedeutung. Risikoreiche Verhaltensweisen sind jedoch weit verbreitet und auch habitualisiert. Diese zu verändern bedeutet, dass langjährige Gewohnheiten aufgegeben werden müssen. Im Rahmen von Patientenschulungen können Ansätze

Förderung der Verhaltensänderung

und Strategien vermittelt werden, die zur Verhaltensänderung motivieren, die Umsetzung unterstützen und die langfristige Aufrechterhaltung fördern. Hierfür steht ein großes Repertoire an Techniken zur Verfügung. Michie et al. (2013) haben über mehrere Jahre eine Taxonomie entwickelt, in der Strategien und Techniken zur Verhaltensänderung beschrieben sind. Bisher lässt sich zwar noch nicht genau sagen, welche der Techniken am besten geeignet sind, es gibt aber Hinweise für deren Effektivität aus Metaanalysen. Eine Auswahl an Techniken aus der Taxonomie mit Beispielen zur konkreten Umsetzung kann Tabelle 3.1 entnommen werden.

Tab. 3.1: Techniken zur Verhaltensänderung (Michie et al. 2013, eigene Zusammenstellung)

Technik	Erläuterung & Beispiele
Zielvereinbarung (Verhalten)	Vereinbarung eines konkreten Ziels hinsichtlich eines zukünftigen Verhaltens.
	Beispiel: Dreimal wöchentlich einen 30-minütigen Spaziergang vereinbaren.
Zielvereinbarung (Ergebnis)	Vereinbarung eines konkreten Ziels hinsichtlich eines zu erreichenden Ergebnisses.
	Beispiel: Eine tägliche Anzahl von 10.000 Schritten erreichen.
Problemlösung	Gemeinsame Analyse von Aspekten und Ursachen, die ein ungünstiges Gesundheitsverhalten nach sich ziehen und Alternativen entwickeln.
	Beispiel: Spezifische Auslöser identifizieren (z. B. in Gesellschaft mit Anderen), die den Drang erhöhen, Zigaretten zu rauchen.
Handlungsplanung	Eine konkrete und genaue Umsetzungsplanung vornehmen.
	Beispiel: Eine konkrete Planung einer sportlichen Aktivität (z. B. Radfahren) zu einem bestimmten Zeitpunkt (z. B. täglich mit dem Rad zur Arbeit fahren).
Verhaltensvereinbarung	Einen schriftlichen »Vertrag« über ein zukünftig auszuführendes Verhalten vereinbaren und durch eine weitere Person »bezeugen« lassen.
	Beispiel: Einen Vertrag abschließen, dass die Patientin/der Patient eine Woche lang keinen Alkohol trinkt.
Feedback geben	Eine informative oder bewertende Rückmeldung über ein bestimmtes Verhalten geben.
	Beispiel: Eine Person darüber informieren, wie viele Kalorien täglich aufgenommen wurden (basierend auf einem Fragebogen zum Nahrungsverzehr).

Technik	Erläuterung & Beispiele
Soziale Unterstützung	Der Patientin/dem Patienten empfehlen, soziale Unterstützung (z. B. von Freunden, Verwandten, Kollegen) anzunehmen oder sich für die Ausführung eines erwünschten Verhaltens loben zu lassen. *Beispiel: Empfehlen Sie einer Person, eine Freundin/einen Freund anzurufen, wenn der Drang zum Trinken verspürt wird.* *Beispiel: Geben Sie Informationen über eine Selbsthilfegruppe, die Unterstützung anbietet.*
Informationen über Konsequenzen	Schriftliche, mündliche, visuelle Informationen über gesundheitliche Folgen eines Gesundheitsverhaltens bereitstellen. *Beispiel: Erklären Sie, dass eine erhöhte Salzzufuhr den Blutdruck erhöhen kann.*
Verhaltenstrainings proben	Zur Demonstration einer erlernten Fertigkeit zu einer Zeit oder in einem Kontext auffordern, zu der oder in dem die Fertigkeit eigentlich nicht notwendig ist. Hierdurch soll die entsprechende Fertigkeit automatisiert/habitualisiert werden. *Beispiel: Fordern Sie eine Patientin/einen Patienten, mit Hypertonie unangekündigt auf, die korrekte Selbstblutdruckmessung im Dienstzimmer vorzuführen.*
Gradierte Aufgaben	Stellen von zunächst einfachen Aufgaben, die dann in der Schwierigkeit ansteigen, um das endgültige gewünschte Aufgabenniveau zu erreichen. *Beispiel: Bitten Sie die Patientin/den Patienten, in der ersten Woche eine tägliche Anzahl von 2.000 Schritten zu absolvieren, und die tägliche Schrittzahl dann pro Woche jeweils um 1.000 zu steigern bis eine tägliche Schrittzahl von 10.000 erreicht sind.*

Tab. 3.1: Techniken zur Verhaltensänderung (Michie et al. 2013, eigene Zusammenstellung) – Fortsetzung

3.4.5 Erwerb von Fertigkeiten

Der Erwerb von Fertigkeiten ist ein elementarer Baustein von Patientenschulungsprogrammen. Für das Selbstmanagement ist es erforderlich, dass Patientinnen und Patienten einerseits Fertigkeiten zur Selbstdiagnostik und andererseits Fertigkeiten zur Selbstbehandlung erlernen. Die Selbstdiagnostik dient der kontinuierlichen Selbstbeobachtung von potenziellen Krankheitssymptomen, die möglicherweise eine Anpassung der Behandlung (z. B. Medikamente) notwendig machen. Zu den Fertigkeiten, die der Selbstdiagnostik dienen, gehören beispielsweise die Selbstblutdruckmessung bei Hypertonie-Patientinnen und -Patienten, die regelmäßige Blutzuckerkontrolle bei Diabetes Mellitus oder die Peak-Flow-Messung zur Überprüfung

Fertigkeiten für Selbstdiagnose und Selbstbehandlung

der Lungenfunktion bei einer chronisch obstruktiven Lungenerkrankung. Die Selbstdiagnostik dient jedoch auch der Erkennung von möglichen Fehlregulationen (z. B. hypertensive Krisen, Hyper- und Hypoglykämie), die eine rasche Intervention zur Selbst- oder Fremdbehandlung erforderlich machen. Hierzu ist es notwendig, dass die Patientinnen und Patienten sowohl die möglichen Warnzeichen einer Fehlregulation als auch die Grenzwerte von selbstgemessenen Werten kennen, einordnen und beurteilen können.

Für die Selbstbehandlung müssen wiederum ebenfalls Fertigkeiten erlernt werden, damit die anzuwendenden Maßnahmen korrekt durchgeführt werden und die Behandlung wirksam wird. Untersuchungen zeigen, dass auch zunächst einfach aussehende Fertigkeiten häufig nicht korrekt ausgeführt werden, was zur Folge haben kann, dass notwendige Behandlungen nicht wirksam werden. In der pflegerischen Betreuung von chronisch kranken Menschen ist die Beobachtung der Ausführung spezifischer Fertigkeiten und die Anleitung und/oder Mikroschulung der Patientinnen und Patienten deshalb von hoher Bedeutung. Dies sei am folgenden Beispiel verdeutlicht.

In der medikamentösen Therapie von Asthmaerkrankungen wird die inhalative Therapie mittels Dosieraerosolen oder Pulverinhalatoren favorisiert. Häufig erfolgt eine Therapie durch eine Kombination aus einem Medikament zur Langzeitkontrolle und einer Bedarfsmedikation. Aufgrund des raschen Wirkungseintritts von inhalativen Medikamenten genügen bereits geringe Dosierungen, die mit vergleichsweise wenig Nebenwirkungen einhergehen. Hierfür ist es jedoch notwendig, dass die Dosieraerosole und Pulverinhalatoren korrekt angewendet werden. Ein Review über die korrekte Anwendung von Trockenpulverinhalatoren kommt jedoch zu dem Ergebnis, dass bis zu 94 % der Patientinnen und Patienten ihre Inhalatoren nicht korrekt anwenden können (Lavorini et al. 2008). Laut den Autoren gehören zu den häufigsten Fehlern, dass vor der Inhalation nicht ausgeatmet, bei der Inhalation nicht kräftig und tief genug eingeatmet und die Luft nicht angehalten, der Inhalator nicht korrekt gehalten oder der Inhalator falsch gedreht wird. Dies sei auch darauf zurückzuführen, dass etwa 25 % der Patientinnen und Patienten noch nie eine Schulung erhalten habe. Aus diesem Grund sind Fertigkeitentrainings durch Anleitung oder Mikroschulung von essenzieller Bedeutung. Entsprechende Anleitungen/Mikroschulungen müssen jedoch regelmäßig wiederholt werden, da bei rund einem Drittel aller Patientinnen und Patienten bereits drei Tage nach der Anleitung erneute Anwendungsfehler auftreten (ebda.). Der alleinige Einsatz von schriftlichen Informationsunterlagen ist hierfür nicht ausreichend.

3.5 Anleitung

Durch Anleitung sollen Fähigkeiten und Fertigkeiten, die für Patientinnen und Patienten im Umgang mit spezifischen Gesundheitsproblemen erforderlich sind, erlernt werden. Häufig sind Anleitungssituationen Bestandteile von Schulungs- und Edukationsprogrammen. Die deutlich gesunkene Verweildauer im Krankenhaus und Zunahme chronischer Erkrankungen zieht die Aneignung umfassender Kompetenzen in der Selbstpflegefähigkeit zur selbstständigen Bewältigung des individuellen Alltags der Patientinnen und Patienten nach sich. Daraus leitet sich unter anderem der steigende Bedarf an Schulung, Information, Beratung und Anleitung ab. Diese Interventionen können häufig nicht voneinander abgegrenzt werden bzw. greifen in der Praxis häufig ineinander, sodass die Trennung zunächst befremdlich und künstlich erscheinen mag (Büker 2015). Die Begriffe Schulung und Anleitung werden häufig synonym verwendet, da sie in ihrer Zielsetzung und Vorgehensweise durchaus Gemeinsamkeiten aufweisen (Büker 2015). Eine Anleitung erfolgt eher einzelfallbezogen und richtet sich auf das Erlernen von Aspekten bestimmter Handlungsabläufe aus. Abt-Zegelin (2006) spricht daher von Mikroschulungen. Dabei handelt es sich um »einen geplanten und reflektierten Lernprozess, der mit Blick auf die jeweilige Zielgruppe spezifischen Lehr- und Lernzielen folgt, didaktische und methodische Entscheidungsprozesse erfordert und gemeinhin mit Instrumenten zur Überprüfung von Lernfortschritten verknüpft ist (Lernzielkontrolle)« (Ewers 2001, S. 6). Allerdings kommt auch Anleitung kaum ohne Vermittlung von Wissen aus. So ist beispielsweise die Anleitung eines Patienten zur Applikation von Insulin mehr als eine technische Instruktion. Es bedarf der Vermittlung zusätzlichen Wissens über hygienische Arbeitsweise, geeignete Injektionsstellen, hinsichtlich der Entsorgung der benutzten Materialien und der Lagerung von Insulin. Daher wird auf eine Abgrenzung dieser Begriffe weitgehend verzichtet und auf die Ziele von Beratung, Information, Schulung und Anleitung fokussiert, nämlich eine weitgehend selbstständige Lebensführung und Bewältigung des Alltages chronisch kranker Menschen.

Anleitung wurde bislang vor allem in der praktischen Pflegebildung angewendet und diente der Vertiefung beruflicher Handlungskompetenz, zu der sowohl technisch-instrumentelle Fertigkeiten als auch kognitive, soziale, kommunikative und methodische Fähigkeiten gehören. Die Bedeutung von Anleitung als pflegerisches Angebot nimmt zu. Zielgruppe können hier sowohl Patientinnen und Patienten, ihre (pflegenden) Angehörigen als auch andere informelle Helferinnen und Helfer sein, um unterschiedliche und komplexe Gesundheits- und Pflegeprobleme im Alltag bewältigen zu können. Damit eine angemessene und individuelle Lösung erreicht werden kann, sollen Anleitungen als Handlungszyklus geplant werden. Dazu werden im Folgenden unterschiedliche Methoden bzw. Modelle vorgestellt.

Erlernen von Fertigkeiten

3.5.1 Vier-Stufen-Methode

Die Vier-Stufen-Methode wurde ursprünglich in den USA für die Aneignung manuell-motorischer Tätigkeiten in der Industrie entwickelt. Sie ist eine Methode des Modelllernens. Sie verfolgt das Ziel, eine entsprechende Handlungskompetenz zu erlangen und hat nach Mamerow (2016) folgende Stufen:

- vorbereiten und die Lernsituation erklären,
- Demonstration ohne Unterbrechung (learning by looking),
- unter Aufsicht ausführen lassen, bis die Aufgabe fehlerfrei erfüllt wird (learning by doing),
- selbstständig ggf. unter Kontrolle üben.

Die Methode wird für das Erlernen handlungsorientierter praktischer Tätigkeiten eingesetzt und eignet sich für einfach zu strukturierende Arbeitsabläufe, die sich unter ähnlichen Bedingungen wiederholen. Die Anwendung der Vier-Stufen-Methode hat für die Anleitung in der Pflege eine Bedeutung, wenn Patientinnen und Patienten oder Angehörige manuelle Fähigkeiten erlernen müssen. Beispiele dafür sind, sich selbst eine Injektion zu verabreichen, Blutdruckmessung, Blutzuckermessung oder die Selbstkontrolle des Blutgerinnungswertes (INR). Sie gehört zu den ausbilderzentrierten Ausbildungsmethoden und lässt wenig Freiräume bei der Ausführung einer Tätigkeit, da verschiedene Regeln, wie die Einhaltung hygienischer Vorgaben oder die Vermeidung von Messfehlern, eingehalten werden müssen. Die Vier-Stufen-Methode eignet sich jedoch nicht als Problemlösungsprozess (Mamerow 2016).

3.5.2 Cognitve Apprenticeship

Förderung des selbstständigen Handelns

Lernen an Vorbildern ist ein Grundprinzip des Modells »Cognitive Apprenticeship«. Es ist aus dem »Meister-Lehrling-Verhältnis« im Handwerk hervorgegangen, geht jedoch in entscheidenden Schritten darüber hinaus. Die Anleitung der Lernenden bei der Lösung von Problemen wird im Cognitive-Apprenticeship-Ansatz von Collins et al. (1989) betont. Im Mittelpunkt steht die praxisnahe Einbettung von Problemstellungen in den Kontext der Anwendung, die der Lernende durch eine entsprechende Anleitung des Lehrenden lösen soll. Dabei nimmt die Komplexizität der zu lösenden Aufgaben im Verlauf des Lernprozesses zu. Cognitive Apprenticeship wird in der praktischen Ausbildung in der Pflege angewendet (Küng et al. 2018). In der Pflege müssen neben Fach- und Methodenkompetenz auch pädagogische Ansätze verfolgt werden, die sich auf patientenorientierte und teambezogene Fähigkeiten beziehen, da gemeinsam mit der Patientin/ dem Patienten das beste Ergebnis erreicht werden soll. Küng et al. (2018) geben an, dass sich dieses Prinzip von anderen Ausbildungsformen unterscheidet und zu besseren Versorgungsergebnissen, einer erhöhten Patientenzufriedenheit und einem Rückgang von unerwünschten Ereignissen führt. Küng et al. (2018) führen an, dass erfahrene Expertinnen für die Lernenden ein Rollenmodell sind, sich selbst als Teil des Teams erfahren und auf diese Weise Selbstbewusstsein und Selbstwirksamkeit in der Berufsrolle aufbauen und eine professionelle Identität entwickeln. Cognitive Apprenticeship ist interaktiv und führt von der Instruktion zu selbstständigem Handeln. Dabei dienen die vier Dimensionen Inhalt, Methode, Sequenzierung und soziale Einbindung als Rahmenmodell, um situiertes Lernen zu planen und durchzuführen (▶ Tab. 3.2).

Tab. 3.2: Die vier Dimensionen des Cognitive-Apprenticeship-Modells (Küng et al. 2018, S. 117)

Dimension 1 Inhalt	Dimension 2 Methode in sechs Schritten	Dimension 3 Sequenzierung	Dimension 4 Soziale Einbindung
Fachspezifisches Wissen	**Modeling**	**Steigerung der Komplexität**	**Situationslernen**
Fakten- und Fachwissen als Grundlage, um fachspezifische Fragen in authentischen Situationen zu beantworten	Die Expertin zeigt, wie sie eine Aufgabe löst, wobei sie ihre kognitiven und metakognitiven Problemlösungsprozesse in Worte fasst. Dadurch wird implizites Wissen explizit. Die Auszubildenden beobachten und hören genau zu.	Ausgehend vom Vorwissen und Können steigert die Expertin den Schwierigkeitsgrad einer Aufgabe.	Aktive Aneignung von Wissen und Können in realen, authentischen Situationen.
Allgemeine Strategien	**Coaching**	**Steigerung der Vielfalt**	**Expertenlernen**
Allgemeine Problemlösungsstrategien und -techniken. »Rezepte« der Expertin erganzen das Faktenwissen.	Die Auszubildenden lösen die Aufgabe mit gezielter Anleitung und Unterstützung der Expertin. Sie erhalten Feedback in Form von Korrekturen, Vorschlägen und Anregungen.	Die Expertin wählt eine Strategie aus, die sich am besten eignet, um in der Situation das beste Ergebnis zu erreichen.	Üben mit mehreren Expertinnen, um unterschiedliche, externalisierte Problemlösungsprozesse kennenzulernen und miteinander zu vergleichen.
Kontrollstrategien	**Scaffolding und Fading**	**Allgemeine vor spezifischen Fähigkeiten**	**Intrinsische Motivation**
Strategien, um Problemlösungsstrategien auf der Metaebene zu überwachen, zu	Die Expertin überlässt den Auszubildenden Teilaufgaben und bietet ein unterstützendes	Zuerst gilt es, das Gesamtkonzept zu verstehen, danach folgt das korrekte	Die Aufgabe soll interessant sein, Über- oder Unterforderung gilt es zu vermeiden.

Tab. 3.2: Die vier Dimensionen des Cognitive-Apprenticeship-Modells (Küng et al. 2018, S. 117) – Fortsetzung

Dimension 1 Inhalt	Dimension 2 Methode in sechs Schritten	Dimension 3 Sequenzierung	Dimension 4 Soziale Einbindung
kontrollieren und anzupassen.	»Gerüst«, das sie schrittweise reduziert.	Ausführen der Teilaufgaben.	Die Expertin fördert ein ganzheitliches Verständnis.
Lernstrategien Metakognitive Fähigkeiten: Das eigene Lernen reflektieren, um ein höheres Niveau zu erreichen bzw. ein neues Problem zu bearbeiten.	**Artikulation** Die Auszubildenden fassen ihre Denk- und Problemlösungsprozesse in Worte. Sie machen ihr Fachwissen und ihre Probleme beim Lösen der Aufgabe transparent.		**Kooperatives Lernen** Lernen in der Gruppe unter Nutzung verschiedener Ressourcen, Rollentausch und Unterstützung analog Dimension 2 bei unterschiedlichem Vorwissen/Ausbildungsstand
	Reflektion Die Auszubildenden denken über die Lösung der Aufgabe nach und vergleichen ihre Lösung mit dem Modeling der Expertin.		**Wettbewerbsverhalten** Auszubildende vergleichen ihre Lösungswege zu gleichen Aufgabenstellungen und diskutieren Vor- und Nachteile. Konkurrenzverhalten gilt es zu vermeiden.
	Exploration Die Auszubildenden setzen ihre Problemlösungsstrategien im praktischen Alltag um und transferieren sie auf andere Situationen.		

3.5.3 Modeling mit Metalog

Dialogisches Lernen

Diese Methode ist eine Weiterentwicklung aus dem Modell des Cognitive Apprenticeship. Brühlmann (2010) zufolge ermöglicht sie ein intensives, zeitaktuelles und reflektiertes Lernen während des Zuschauens in realen beruflichen Pflegesituationen. Üblicherweise wird Wissen in Vor- und

Nachgesprächen transparent gemacht und reflektiert. Modeling mit Metalog macht während der Lernsituation handlungsleitendes und häufig implizites Wissen explizit, indem es mit dem Kontext verknüpft wird. Darüber hinaus wird die Beobachtung des Lernenden bewusst auf verschiedene Phänomene gelenkt. Die Methode nutzt das Vorzeigen in der Berufssituation nicht nur für die Beobachtung, sondern es wird wie in einem Film ein zeitlich synchroner Kommentar, der sich direkt an den Patienten wendet, mitgeliefert und auf diese Weise das Lernen intensiviert (Brühlmann 2010). Diese Methode würde sich auch für die Anleitung von pflegenden Angehörigen eignen. Beispiele dafür sind das Erlernen des Transfers aus dem Rollstuhl in das Bett oder der rückenschonende Positionswechsel des Patienten. Dabei wird das aktuelle Handeln fortwährend in den Dialog mit dem Patienten eingebaut. Brühlmann (2010) führt an, dass in Pflegesituationen mit Körperkontakt, wie z. B. einer Transfersituation, folgende Fragen für den Anzuleitenden, wie pflegende Angehörige, hilfreich sein könnten: Worauf achte ich bei meinem Körpereinsatz? Was tun meine Hände, meine Füße? Wie viel Unterstützung gebe ich? Was kommt als nächstes? Was lege ich warum wohin? Hinzu kommen Informationen zur Beziehung zur Patientin/zum Patienten, warum sie/er da ist, wie sich die Situation üblicherweise gestaltet, was heute speziell ist etc. Auf diese Weise wird der Anzuleitende auf verschiedene Aspekte hingewiesen, die er sonst nicht wahrnehmen würde. Der Anleiter wird dabei als professionelles Modell wahrgenommen (Brühlmann 2005). Die Chance von Modeling mit Metalog liegt in der Direktheit und Simultanität (Brühlmann 2010). Darüber hinaus fühlen sich Patientinnen und Patienten in den Pflegeablauf einbezogen und erleben die Methode durch die handlungsbegleitende Orientierung als unterstützend und interessant.

3.6 Mikroschulungen

Die Verweildauer von Patientinnen und Patienten im Krankenhaus sinkt seit vielen Jahren. Die durchschnittliche Verweildauer der Krankenhauspatientinnen und -patienten hat seit 1991 kontinuierlich abgenommen. Während sie 2005 sie durchschnittlich 8,5 Tage betrug, waren es im Jahr 2013 nur noch durchschnittlich 7,5 Tage je Behandlungsfall (Gesundheitsberichterstattung des Bundes 2015, S. 314). Die Einführung der DRGs (diagnosis related groups), die sich am Behandlungsaufwand für die jeweilige Krankheit orientieren, setzte Anreize zur Verkürzung der Verweildauer. Das hat zur Folge, dass weniger kranke Patienten früher entlassen werden und der Durchschnitt der Patienten intensiver krank ist, was einen höheren Versorgungsaufwand nach sich zieht (Bartholomeyczik 2011). Darüber hinaus zieht die wachsende Komplexität der Behandlungen die Notwendigkeit für ein hohes Maß an Wissen, Informationen und Fertigkeiten für Patientinnen und Patienten sowie ihre An- und Zugehörigen nach sich, um die individuelle Selbstpflege im Alltag leisten zu können.

Was ist eine Mikroschulung?

Das Konzept der Mikroschulung wurde vom »Netzwerk Patienten- und Familienedukation in der Pflege e. V.« und der Universität Witten-Herdecke entwickelt. Unter Mikroschulung wird eine zeitlich begrenzte Lehr- und Lerneinheit verstanden, welche wiederholt und/oder als Aufbaumöglichkeit eingesetzt werden kann (Zegelin 2012). Mikroschulungen nehmen nur wenig Zeit in Anspruch und dauern bis zu 30 Minuten. Sie richten sich an einen, maximal zwei Patienten bzw. An- und Zugehörige. Im Mittelpunkt steht die Vermittlung einer Fertigkeit, einer Verhaltensweise und/oder von Wissen. Die Erreichung des Zieles wird in einer Ergebnissicherung überprüft (Netzwerk Patienten- und Familienedukation in der Pflege e. V., o. J.). Für Mikroschulungen eignen sich insbesondere abgegrenzte kleinere Pflegeinterventionen, wie beispielsweise der Transfer eines Patienten vom Bett in den Rollstuhl, das Anziehen von Kompressionsstrümpfen oder das Verabreichen von Medikamenten über eine PEG-Sonde (Brüchner, Ludwig & Büker 2014).

Ziele

Die Zielsetzung einer Mikroschulung orientiert sich an individuellen Bedürfnissen der Patientinnen und Patienten sowie ihrer An- und Zugehörigen. Sowohl die Inhalte als auch die Zielsetzungen werden spezifisch adaptiert, orientieren sich an Vorwissen, Erfahrungen und Lebenswelt der betroffenen Menschen und werden miteinander verknüpft (Rathwallner 2015). Das Ziel ist, Patientinnen und Patienten sowie ihre An- und Zugehörigen in der Bewältigung von Lebenssituationen im Kontext von Gesundheit und Krankheit zu unterstützen und möglichst ihre Unabhängigkeit im Alltag zu erreichen und zu Experten in eigener Sache zu machen (Tolsdorf 2010).

Einsatzgebiete

Im pflegerischen Alltag ist das Konzept der Mikroschulung vielseitig nutzbar und kann in den Pflegeprozess integriert werden. Tolsdorf (2010) führt an, dass Mikroschulungen eine Möglichkeit sind, Wissen zu vermitteln sowie eventuelle Versorgungslücken abzuwenden und führt unter anderem folgende Einsatzgebiete an:

- das Verabreichen von Arzneimitteln,
- das Wechseln von einfachen Verbänden,
- der Lagewechsel,

- die Pflege des Mundes,
- die Vorgehensweise nach einem Sturzgeschehen.
(Tolsdorf 2010)

Methodische Vorgehensweise

Das Netzwerk Patienten- und Familienedukation in der Pflege e. V. (o. J.) empfiehlt eine kleinschrittige Didaktisierung des Vorgehens und eine Begründung auf der bestverfügbaren Evidenz. Wichtige Merkmale einer Mikroschulung sind ein systematisches und konzeptgeleitetes Vorgehen sowie eine patientenorientierte methodisch-didaktische Gestaltung der Maßnahme (Brüchner, Ludwig & Büker 2014). Einer Mikroschulung liegt immer ein Konzept zugrunde. In der Sachanalyse sind die wichtigsten inhaltlichen Aspekte zusammengefasst, der Verlauf ist kleinschrittig didaktisiert, es gibt eine Einschätzung des Adressaten, eine Dokumentation und eine Evaluation (Zegelin 2012). Die Inhalte basieren auf dem individuellen Kenntnisstand der Patientinnen und Patienten sowie ihrer An- und Zugehörigen (Abt-Zegelin 2006).

Mikroschulungen weisen folgende Phasen auf:

- Vorwissen und Einstellung ermitteln,
- Richtziel überlegen,
- Feinziele aushandeln,
- Wissen ergänzen,
- Anschauungsmaterial einsetzen,
- Handlung vorführen,
- Motivation zum Üben,
- Fragen beantworten,
- Informationsmaterial anbieten,
- Wissen überprüfen,
- Feedback geben,
- Dokumentation erstellen
(Zegelin 2012, S. 56)

Praxisbeispiel: Mikrolagerung als Dekubitusprophylaxe

Menschen, die ihre Position nicht mehr selbstständig verändern können, sind dekubitusgefährdet. Daher wird ihre Position auf der Basis des Expertenstandards Dekubitusprophylaxe in der Pflege in entsprechenden zeitlichen Abständen verändert. Diese Umlagerung kann bei Menschen, die unter Schmerzen leiden, diese fördern bzw. in der Nacht zu Unterbrechungen des Schlafes führen. Hier bieten sich Mikrolagerungen an, da bereits sehr kleine Veränderungen der körperlichen Position zu einer Verlagerung des Auflagedruckes in benachbarte Körperflächen führen. Es ist jedoch anzumerken, dass Mikrobewegungen allein nicht ausreichen, um einem Dekubitus vorzubeugen (Schröder 2012). Dennoch bewirken Mikrolagerungen eine Entlastung, können mehrmals in kurzen zeitlichen Abständen vorgenommen werden und belasten Patientinnen und Patienten kaum. Jurkowitsch (2016) orientierte sich bei der Konzeption der Mikroschulung »Mikrolagerung« an den zwölf Schritten von Zegelin (2012). Sie kann im häuslichen Umfeld und in verschiedenen Pflegeeinrichtungen gleichermaßen durchgeführt werden. Das Schulungsmaterial ist evidenzbasiert und besteht aus Informations- und Anschauungsmaterial (z. B. Bilder, Broschüren, Checklisten) und Übungsmaterialien (z. B. Pölster, Schaumstoffkeile, Handtücher, Leintücher, Decken) wobei im häuslichen Umfeld die vor Ort genutzten Materialien eingesetzt werden. Nachdem im Assessment ein erhöhtes Dekubitusrisiko festgestellt wurde, setzt Jurkowitsch (2016) folgenden Schulungsablauf ein (▶ Tab. 3.3):

Tab. 3.3: Schulungsablauf (Jurkowitsch 2016, S. 341)

	Inhalte	Arbeitshilfe/Dokumentationsbögen
1. Termin: Orientierungsgespräch	Phase I: Situation, Vorwissen und Haltung abklären	• Einschätzungsbogen Orientierungsgespräch
	Phase II: Gemeinsame Festlegung der Schulungsziele	• Dokumentationsbogen Schulungsverlauf
2. Termin und Folgetermine: Schulungseinheiten	Vertiefende Problem- und Ressourcenanalyse (fakultativ)	• Gesprächshilfe Risikofaktoren • Risikofaktoren- und Ressourcenanalyse
	Individuelle Schulungsmaßnahme	• Technik der Mikrolagerung als Intervention für zu Hause unter Verwendung der vorhandenen Hilfsmittel
	Reflexion	
Letzter Termin	Abschließende Reflexion, ggf. erneute Terminabsprache Evaluation	• Dokumentationsbogen Schulungsverlauf • Evaluationsbogen

Der erste Temin dient der Orientierung, dabei werden die Situation, das Vorwissen und die Haltung der schulenden Person abgeklärt, da die Grundlage für eine individuelle Mikroschulung eine genaue Kenntnis über die Situation des jeweiligen dekubitusgefährdeten Menschen ist und die Ziele gemeinsam festgelegt werden. In dieser Situationsbeschreibung können Risikofaktoren identifiziert aber auch Hindernisse für eine gezielte Prophylaxe sichtbar werden, die im weiteren Verlauf der Mikroschulung berücksichtigt werden. Das Ziel ist, dass der pflegende An- bzw. Zugehörige in der Lage ist, potentielle Risikofaktoren zu erkennen und Mikrolagerungen durchzuführen. Dazu wird der Dokumentationsbogen Schulungsverlauf herangezogen. Im Anschluss daran kommt es zu einer vertiefenden Problem- und Ressourcenanalyse. Schließlich wird die Technik der Mikrolagerung vermittelt. Jurkowitsch (2016) empfiehlt dazu die Vier-Stufen-Methode, da diese für das Erlernen handlungsorientierter Tätigkeiten geeignet ist und sich die Arbeitsfolge unter ähnlichen Bedingungen wiederholt. Im Anschluss daran erfolgt eine gemeinsame Reflexion und ggf. wird ein neuer Termin vereinbart. Das Ziel ist die sichere Beherrschung der Mikrolagerung. Das wird im Nachgespräch evaluiert.

3.7 Fazit

Strukturierte Schulungsprogramme sind sehr gut geeignet, um Patientinnen und Patienten mit einer chronischen Erkrankung das notwendige krankheits- und behandlungsbezogene Wissen zu vermitteln, welches sie benötigen, um eigenverantwortlich an ihrer Behandlung mitwirken zu können. Damit Schulungsprogramme wirksam werden können, ist es wichtig, dass diese theoriebasiert konstruiert und durch ein interprofessionelles Team durchgeführt werden. Zugleich sollten die zu vermittelnden Inhalte evidenzbasiert ausgewählt, didaktisch und methodisch strukturiert und teilnehmerorientiert vermittelt werden. Absolventinnen und Absolventen aus Pflegestudiengängen verfügen aufgrund ihrer spezifischen Studieninhalte über fachwissenschaftliche Kompetenzen, die einen Gewinn für das Schulungsteam darstellen. Hier eröffnet sich für die Absolventinnen und Absolventen ein neues Arbeitsfeld, welches bisher nur in geringem Umfang genutzt wird.

Lernaufgaben

1. Lesen Sie noch einmal das Fallbeispiel vom Beginn des Kapitels. Was könnte Herrn A. geraten werden und wie würden Sie dies konkret umsetzen?
2. Recherchieren Sie im Internet (z. B. auf der Webseite der DRV) nach einem Patientenschulungsprogramm für Menschen mit einer Hypertonie (oder einer anderen Erkrankung, die Sie interessiert) und beurteilen Sie, ob die ausgewählte Schulung die relevanten Bausteine enthält.
3. Erstellen Sie ein Konzept für eine Mikroschulung oder eine Anleitungssequenz für die Selbstblutdruckmessung. Recherchieren Sie hierzu im Internet, welche häufigen Fehlerquellen bei der Selbstblutdruckmessung auftreten.
4. Begründen Sie, warum eine Patientenschulung nicht allein durch die Nutzung von Erfahrungen konzipiert und umgesetzt werden sollte.

Reflexionsaufgaben

1. Versetzen Sie sich in einen Menschen, bei dem ein Diabetes mellitus Typ 1 diagnostiziert wurde. Was denken Sie, in welchen Ihrer Lebensbereiche müssten Sie nun Veränderungen vornehmen und wie würde sich das auf ihr alltägliches Leben auswirken?
2. Überlegen Sie, ob Ihnen im pflegerischen Alltag Patientinnen oder Patienten begegnet sind, von denen Sie den Eindruck hatten, dass diese großen Schwierigkeiten mit ihrer chronischen Erkrankung im Alltag hatten. Woran könnte dies Ihrer Meinung nach gelegen haben?
3. Denken Sie einmal an eine Situation in Ihrem eigenen Leben zurück, in der Sie sich vorgenommen haben, ein spezifisches Verhalten zu ändern (beispielsweise mehr Sport machen). Was war in der Umsetzung für Sie besonders schwierig oder hilfreich? Was hätte Ihnen dabei am meisten geholfen?

Literatur

Abt-Zegelin A (2006). Mikroschulungen - Pflegewissen für Patienten und Angehörige, Teil 1. In: Die Schwester/Der Pfleger. 45.Jg., Heft 1, 62–65

Achtziger A & Golwitzer P M (2010). Motivation und Volition im Handlungsverlauf. In: Heckhausen J & Heckhausen H (Hrsg.). Motivation und Handeln. Berlin: Springer, S. 309–335

Altgeld T (2007): Warum weder Hans noch Hänschen viel über Gesundheit lernen - Geschlechtsspezifische Barrieren in der Gesundheitsförderung und Prävention. In: Prävention und Gesundheitsförderung. 2. Jg., Heft 2, 90–97

Bandura A (1998). Self-efficacy: the exercise of control. 2. Auflage, New York: Freeman

Bartholomeyczik S (2011). Schnellerer Durchlauf kränkerer Patienten im Krankenhaus: Wo bleibt die Pflege? In: Ethik in der Medizin. 23. JG., Heft 4, 315–325

Bitzer E M, Dierks, M L, Heine W, Becker P, Vogel H, Beckmann U, Butsch R, Dörning H & Brüggemann S (2009). Teilhabebefähigung und Gesundheitskompetenz in der medizinischen Rehabilitation - Empfehlungen zur Stärkung von Patientenschulungen. In: Die Rehabilitation. Jg. 48, Heft 4, 202–210

Brüchner J, Ludwig N & Büker C (2014). »Das Gefühl, noch etwas tun zu können« Angehörigenedukation in der Palliativversorgung. Mikroschulung Mundpflege. In: PADUA. 9. Jg., Heft 3, 175–179

Brühlmann J (2005). Modeling mit Metalog in der berufspraktischen Ausbildung. In: Beiträge zur Lehrerinnen- und Lehrerbildung. 23. Jg., Heft 3, 364–370

Brühlmann J (2010). Modeling mit Metalog in der Praxisausbildung. In: Pflegewissenschaft. 13. Jg., Heft 3, 133–140

Büker C (2015). Pflegende Angehörige stärken. 2. Auflage. Stuttgart: Kohlhammer Verlag

Bundesversicherungsamt (2019): Zulassung der strukturierten Behandlungsprogramme (Disease Management Programme - DMP) durch das Bundesversicherungsamt (BVA). (https://www.bundesversicherungsamt.de/weiteres/disease-management-programme/zulassung-disease-management-programme-dmp.html; Zugriff am 21.11.2019)

Collins A, Braun J S & Newman S E (1989). Cognitive Apprenticeship: Teaching The Crafts of Reading, Writing and Mathematics. In: L B Resnick (Hrsg). Knowing,

Learning And Instruction. Essays In Honour Of Robert Glaser. Hillsday, NJ.: Routledge, S. 453–494

Cooper H, Booth K, Fear S & Gill G (2001). Chronic disease patient education: lessons from meta-analyses. In: Patient Education And Counseling. 44. Jg., Heft 2, 107–117

Ewers M (2001). Anleitung als Aufgabe der Pflege. Ergebnisse einer Literaturanalyse. Bielefeld: Institut für Pflegewissenschaft an der Universität Bielefeld (IPW)

Faller H (2003). Empowerment als Ziel der Patientenschulung. In: Praxis Klinische Verhaltensmedizin und Rehabilitation. 16. Jg., Heft 64, 353–357

Faller H & Meng K (2016). Patientenschulung. In Bengel J & Mittag O (Hrsg.). Psychologie in der medizinischen Rehabilitation. Berlin: Springer, S. 125–134

Faller H (2011). Patientenschulung und Empowerment in der medizinischen Rehabilitation. In: Public Health Forum. 19. Jg., Heft 4, 28.e1-28.e3

Faller H, Reusch A, Meng K (2011). DGRW-Update: Patientenschulung. In: Rehabilitation. 50 Jg., Heft 5, 284–291

Feicke J & Spörhase U (2012). Impulse aus der Didaktik zur Verbesserung von Patientenschulungen. In: Die Rehabilitation. 51. Jg., Heft 5, 300–307

Feicke J, Ehmann K & Spörhase U (2011). Impulse aus der Didaktik zur Verbesserung von Patientenschulungen. 20. Rehabilitationswissenschaftliches Kolloquium. Nachhaltigkeit durch Vernetzung vom 14. bis 16. März 2011 in Bochum. DRV-Schriften (Hrsg.). Band 93, 182–183

Friedl-Huber A, Küffner R, Ströbl V, Reusch A, Vogel H & Faller H (2007). Praxis der Patientenschulung in der medizinischen Rehabilitation. In: Praxis Klinische Verhaltensmedizin und Rehabilitation. 20. Jg., Heft 75, 15–20

Gesundheitsberichterstattung des Bundes (2015). Gesundheit in Deutschland. (http://www.gbe-bund.de/pdf/GESBER2015.pdf; Zugriff am 13.05.2019)

Gräsel C (2015). Was ist Empirische Bildungsforschung? In: Reinders H, Ditton H, Gräsel C & Gniewosz B (Hrsg.). Empirische Bildungsforschung. Strukturen und Methoden. Wiesbaden: VS Verlag für Sozialwissenschaften, S. 13–27

Heckhausen H (1980): Motivation und Handeln. Lehrbuch der Motivationspsychologie. Berlin: Springer

Hermanns N & Kulzer B (2003). Patientenschulung bei Diabetes mellitus: Von der Wissensvermittlung zur Verhaltensmedizin. In: Praxis Klinische Verhaltensmedizin und Rehabilitation. 16. Jg., Heft 64, 345–351

Hörold M & Landenberger M (2014). Selbstmanagementförderung bei Patienten mit chronisch obstruktiver Lungenerkrankung im ambulanten Umfeld - eine Beobachtungsstudie. In: Pneumologie. 68. Jg., Heft 12, 802–810

Jurkowitsch R E (2016). Mikroschulung Mikrolagerung. Ergebnisse des Implementierungsprojekts der ersten österreichischen Mikroschulung. In: PADUA. 11. Jg., Heft 5, 339–343

Kassenärztliche Bundesvereinigung (2018). Medizinische Rehabilitation. (https://www.kbv.de/media/sp/KBV_PraxisWissen_Medizinische_Rehabilitation.pdf; Zugriff am 19.10.2019)

Küng R, Staudacher D & Panfil E M (2018). Ein zentrales pädagogisches Modell für die Praxisausbildung: »Cognitive Apprenticeship«. In: PADUA. 13. Jg., Heft 2, 115–123

Lavorini F, Magnan A, Dubus J C, Voshaar T, Corbetta L, Broeders M, Dekhuijzen R, Sanchis J, Viejo J L, Barnes P, Corrigan C, Levy M & Crompton G K (2008). Effect of Incorrect Use of Dry Powder Inhalers on Management of Patients With Asthma and COPD. In: Respiratory medicine. 102 Jg., Heft 4, 593–604

Lippke S & Renneberg B (2006). Theorien und Modelle des Gesundheitsverhaltens. In: Renneberg B & Hammelstein P (Hrsg.). Gesundheitspsychologie. Heidelberg: Springer Medizin Verlag, S. 35–60

Mamerow R (2016). Praxisanleitung in der Pflege. 5. Auflage, Berlin und Heidelberg: Springer

Mertin, M. (2010): Evaluation von Patientenschulungen. Entwicklung und Validierung eines Instruments zur Erfassung des krankheitsbezogenen Wissens bei Patienten mit berufsbedingten Hauterkrankungen. Dissertation Universität Osnabrück. urn:nbn:de:gbv:700-201004206227

Michie S & Abraham C (2004). Interventions to change health behaviours: evidence-based or evidence-inspired? In: Psychology & Health. 19. Jg., Heft 1, 29–49

Michie S, Richardson M, Johnston M, Abraham C, Francis J, Hardeman W, Eccles M P, Cane J & Wood C E (2013). The behavior change technique taxonomy (v1) of 93 hierarchically clustered techniques: building an international consensus for the reporting of behavior change interventions. In: Annals of Behavorial Medicine. 46. Jg., Heft 1, 81–95

Müller-Mundt G (2001). Patientenedukation zur Unterstützung des Selbstmanagements. In: K Hurrelmann, A Leppin (Hrsg). Handbuch Gesundheitswissenschaften, Moderne Kommunikation. Bern: Huber, S. 94–110

Netzwerk Patienten- und Familienedukation in der Pflege e. V. (o.J.). Mikroschulungen. (https://patientenedukation.de/materialien/mikroschulungen; Zugriff am 13.05.2019)

Petermann F, Schaeffer D (2011). Patientenberatung/Patientenedukation. In: Leitbegriffe der Gesundheitsförderung und Prävention. Bundeszentrale für gesundheitliche Aufklärung BZA- (Ed); Köln: BZgA: 413–416

Petermann, F (1997). Patientenschulung und Patientenberatung. Göttingen: Hogrefe

Quilling K (2015). Didaktik der Erwachsenenbildung. (www.die-bonn.de/wb/2015-didaktik-01.pdf; Zugriff am 09.12.2019)

Rathwallner B (2015). Mikroschulung – Transfer von Kompetenzen. Hilfestellungen zur Bewältigung der Lebenssituation im Gesundheitskontext. In: Pro Care. 20. Jg., Heft 10, 46–49

Renner B (2000): Kognitive und motivationale Verarbeitung gesundheitlicher Risikoinformation. Dissertation. (https://refubium.fu-berlin.de/handle/fub188/4701; Zugriff am 09.12.2019)

Reusch A, Musekamp G, Küffner R, Dorn M, Braun J & Ehlebracht-König I (2017). Wirksamkeitsprüfung rheumatologischer Schulungen - Empfehlungen nach einem Wirkmodell der Patientenschulung. In: Zeitschrift für Rheumatologie. 76. JG, Heft 7, 613–621

Reusch A, Worbach, M, Vogel H & Faller H (2004). Empfehlungen zur Evaluation von Patientenschulungen. In: Praxis Klinische Verhaltensmedizin und Rehabilitation. 17. Jg., Heft 65, 5–11

Reusch A, Schug M, Küffner R, Vogel H & Faller H (2013). Gruppenprogramme der Gesundheitsbildung, Patientenschulung und Psychoedukation in der medizinischen Rehabilitation 2010 – Eine Bestandsaufnahme. In: Rehabilitation. 52. Jg., Heft 4, 226–233

Robert Koch-Institut (Hrsg.) (2015). Gesundheit in Deutschland. Gesundheitsberichterstattung des Bundes. Gemeinsam getragen von RKI und Destatis. Berlin: RKI

Schröder G (2012). Bewegungsförderung - ein Kernelement in der Dekubitusprävention. In: Kottner J, Schröder G (Hrsg.) Dekubitus und Dekubitusprophylaxe. Bern: Hans Huber, S. 100–124

Schwarzer R. (2004): Psychologie des Gesundheitsverhaltens. 3. Auflage. Göttingen: Hogrefe

Schwarzer R, Hahn A, von Lengerke T, Renner B (1996). Abschlußbericht zum Forschungsvorhaben Risikoinformation und Gesundheitskognitionen. Berlin: Freie Universität Berlin

Schwarzer R & Jerusalem M (2002). Das Konzept der Selbstwirksamkeit. In: Zeitschrift für Pädagogik, 44. Jg., Beiheft: Selbstwirksamkeit und Motivationsprozesse in Bildungsinstitutionen, 28–53

Schwarzer R & Fleig L (2014). Von der Risikowahrnehmung zur Änderung des Gesundheitsverhaltens. In: Zentralblatt für Arbeitsmedizin, Arbeitsschutz und Ergonomie. 64. Jg., Heft 5, 338–341

Tolsdorf M (2015). Patientenwissen to go. Mikroschulungen. In: CNE Fortbildung. 10. Jg., Heft 2, 10–12

Vollmann M & Weber H (2011). Gesundheitspsychologie. In: Schütz A, Brand M, Selg H & Lautenbach S (Hrsg.). Psychologie. Eine Einführung in ihre Grundlagen und Anwendungsfelder. 4. Vollständig überarbeitete und erweiterte Auflage. Stuttgart: Kohlhammer, S. 394–410 de Vries U & Petermann F (2015). Patientenschulung in der medizinischen Rehabilitation. In: Physikalische Medizin Rehabilitationsmedizin Kurortmedizin. 25. Jg., Heft 3, 293–301

Warschburger P (2003). Patientenschulung: Ziele und Konzepte. In: Praxis Klinische Verhaltensmedizin und Rehabilitation. 16. Jg., Heft 64, 339–344

Worringen U, Meng K, Bitzer E_M, Brandes I & Faller H (2017): Entwicklung und aktueller Stand des Gesundheitstrainingsprogramms der Deutschen Rentenversicherung Bund. In: Die Rehabilitation. Jg. 56, Heft 4, 232–239

Zegelin A (2012). Mikroschulungen – ein pflegegeeignetes, praxisnahes Format. Grundlagen und pädagogische Orientierungen. In: PADUA. Jg. 7, Heft 2, 56–59

4 Self-Care-Support

Matthias Mertin, Irene Müller

 Maßnahmen des *Self-Care-Supports* (häufig auch bezeichnet als Self-Management-Support oder Selbstmanagementunterstützung) konzentrieren sich darauf, Patientinnen und Patienten in ihrer Selbstfürsorge zu stärken. Das folgende Kapitel widmet sich zunächst einer Annäherung an den Begriff der Self-Care. Daran anschließend erfolgt die Darstellung der Self-Care-Theorie bei chronischen Erkrankungen, einer Pflegetheorie mittlerer Reichweite. Hieraus werden dann im Folgenden Interventionen abgeleitet, die geeignet sind, Menschen mit einer chronischen Erkrankung in ihrer Selbstfürsorge zu unterstützen. Die ausgewählten Interventionen verfolgen dabei zwei Strategien. Einerseits beziehen sie sich darauf, betroffenen Patientinnen und Patienten erkrankungsbezogene Informationen bereitzustellen, die dazu beitragen sollen, das Selbstmanagement zu stärken. Andererseits werden Maßnahmen erläutert, die die Entscheidungsfähigkeit in schwierigen Situationen bzw. die Motivation zu einem gesundheitsförderlichen Verhalten fördern.

4.1 Praxisbeispiel

 Herr Michael R. ist 72 Jahre alt, wurde von seinem Hausarzt an die internistische Abteilung des nahegelegenen Krankenhauses überwiesen. Herr R. gibt an, dass er seit einigen Monaten körperlich immer weniger belastbar sei. Ihm sei dies vor allem bei der Gartenarbeit aufgefallen. Während der Gartenarbeit bekomme er weniger Luft als noch vor einigen Monaten und müsse die Arbeit häufiger unterbrechen. Auch habe er manchmal das Gefühl gehabt, dass sein Herz »stolpern« würde. Er gab an, dass die Beschwerden nach etwas Ruhe wieder verschwinden würden. Zudem gibt er an, dass er seit drei Wochen etwa 4 kg an Gewicht zugenommen hat. Seitdem hat er auch zunehmende Luftnot. An dem Tag, als er zu seinem Hausarzt ging, seien ihm auch geschwollene Knöchel aufgefallen. In der Anamnese führte er an, dass er seit etwa 30 Jahren einen erhöhten Blutdruck hätte. Zudem weiß er von seinem Hausarzt, dass er eine Herzinsuffizienz hat. Die Untersuchungen im Krankenhaus ergeben, dass Herr R. an einer Herzinsuffizienz im Stadium NYHA II-III leidet.

Manuel W. studiert im 5. Semester Pflege und hat die Aufgabe, die Pflegeanamnese zu erheben. Er fragt Herrn R. unter anderem nach seinen Ernährungsgewohnheiten. Hier fällt Manuel auf, dass Herr R. kaum selbst kocht und sich überwiegend von Fertiggerichten ernährt. Am Sonntag ist er häufig bei seinem Sohn zum Mittagessen eingeladen, der gerne kocht. Vater und Sohn essen gerne herzhaft und salzen ihre Speisen ziemlich stark. Die Ernährungsgewohnheiten ergeben, dass der Salzkonsum von Herrn R. sehr deutlich über der Empfehlung der WHO (maximal 5 g/24 h) und der Deutschen Gesellschaft für Ernährung (maximal 6 g/24 h) liegt. Bei der Erhebung des Körperstatus fallen Manuel die deutlich geschwollenen Knöchel auf. Manuel W. wundert sich darüber, dass Herr R. wenig darüber weiß, auf welche möglichen Symptome er selbst achten muss, damit eine Verschlechterung des Gesundheitszustands schnellstmöglich erkannt und behandelt werden kann. Er fragt sich auch, warum Herr R. trotz seiner bestehenden Herzinsuffizienz eine deutlich erhöhte Salzzufuhr aufweist.

Der Begriff Self-Care, im deutschsprachigen Raum häufig auch als Selbstpflege oder Selbstfürsorge bezeichnet, weist eine große Nähe zum Begriff Selbstmanagement auf. Beide Begriffe beinhalten die Förderung von Handlungen, die benötigt werden, um die Gesundheit und die Selbstständigkeit aufrechtzuerhalten. Self-Care bezieht sich dabei allerdings eher auf eine präventive Ausrichtung, die ein Individuum selbstständig tätigt, während Selbstmanagementunterstützung häufig auf die Unterstützung durch professionelle Gesundheitsberufe verweist (Haslbeck & Schaeffer 2007). Das Konzept Self-Care sieht jedoch auch den Einbezug von professionellen Gesundheitsberufen vor, die ihre Interventionen darauf ausrichten, die betroffenen Patientinnen und Patienten darin zu unterstützen, ihre Selbstfürsorge zu kompensieren oder wiederzuerlangen. Dies geschieht beispielsweise durch die Förderung der Kompetenz und Autonomie der betroffenen Menschen. Wie auch beim Selbstmanagement richtet sich die Aufmerksamkeit darauf, Gesundheit zu erhalten, wiederzuerlangen oder eine gesundheitsförderliche Lebensweise zu sichern (ebda). *Handlungen zur Aufrechterhaltung der Selbstständigkeit*

Die Selbstfürsorge stellt eine wichtige Voraussetzung zur Bewältigung von Herausforderungen dar, die eine chronische Erkrankung mit sich bringen kann. Bei der Förderung bzw. Unterstützung der Selbstfürsorge, dem sogenannten Self-Care-Support, kommt der professionellen Pflege eine besondere Rolle zu, da sie in nahezu allen Versorgungsbereichen (Akut- und Langzeitversorgung, ambulanter Sektor und Rehabilitation) an der Betreuung von Menschen mit chronischen Erkrankungen beteiligt ist. Bei der Pflege dieser Menschen rückt der edukative Interventionsansatz (z. B. Informationsvermittlung und Selbstmanagementförderung) in den Mittelpunkt (Schaeffer & Moers 2014). *Selbstfürsorge*

Im vorliegenden Kapitel werden aufgrund der Begriffsunklarheiten die Begriffe Self-Care oder Selbstfürsorge synonym verwendet. Auf die Verwendung des Begriffs Selbstpflege wird weitgehend verzichtet, da dieser eng mit den theoretischen Arbeiten von Dorothea Orem verknüpft ist. Obwohl beide Begriffe eng mit den Arbeiten von Orem verbunden sind, grenzt sich Self-Care von Selbstpflege in einigen Aspekten ab, die im Folgenden beschrieben und erläutert werden.

4.2 Konzept und Definition

Unter Self-Care können im Allgemeinen Maßnahmen verstanden werden, die von einzelnen Menschen für sich selbst oder ihre Familie angewendet oder umgesetzt werden, und die der Prävention und Gesundheitsförderung dienen. Konkret umfasst Self-Care ein Bündel an Maßnahmen, die zu unterschiedlichen Zwecken eingesetzt werden (Omisakin & Ncama 2011). Hierzu gehören beispielsweise

- Maßnahmen für einen gesundheitsförderlichen Lebensstil (z. B. geringer Alkoholkonsum),
- Maßnahmen, um leistungsfähig zu bleiben (z. B. regelmäßige körperliche Aktivität),
- Maßnahmen zur Befriedigung sozialer, emotionaler und physischer Bedürfnisse (z. B. Pflege von Sozialkontakten, Wellness, Erholung),
- Maßnahmen, um Krankheiten und Unfälle zu vermeiden (z. B. Tragen von Fahrradhelmen und Anlegen der Sicherheitsgurte, Impfungen),
- Maßnahmen, um kleinere Beschwerden zu behandeln (z. B. Einsatz von Pfefferminzöl bei Kopfschmerzen).

Zu Self-Care existieren Definitionen aus unterschiedlichen Gesundheitsdisziplinen, die zumeist mit ihrem jeweiligen fachlichen Fokus darauf schauen. In der Pflege wird beispielsweise sehr häufig auf das Selbstpflegekonzept von Orem zurückgegriffen. In den jeweiligen Definitionen finden sich jedoch Gemeinsamkeiten. Demnach ist Self-Care beeinflusst durch individuelle Faktoren (beispielsweise Alter und Geschlecht), Selbstwirksamkeit, individuelles Wissen und Fähigkeiten sowie Werte. Self-Care beinhaltet die Fähigkeit, Entscheidungen treffen und Handlungen (unter eigener Kontrolle) ausführen zu können. Zudem ist Self-Care situationsspezifisch und kulturell beeinflusst (Richard & Shea 2011).

Situationsspezifik und kultureller Einfluss

Situationsspezifisch meint, dass Self-Care davon abhängig ist, in welcher konkreten Situation sich eine Person befindet. Die konkrete Situation, in der sich jemand befindet, nimmt dann Einfluss darauf, wie Self-Care aus- oder durchgeführt wird. Konkrete Beispiele hierfür wären:

- Eine Person, die sonst täglich zur Körperhygiene duscht, verzichtet an einigen Tagen darauf, weil sie sich gerade auf einem Musikfestival befindet und dort nur wenige Duschen zur Verfügung stehen.
- Eine Person, die sich in ihrem Alltag darum bemüht, vegetarisch zu essen, verändert im Urlaub in einem anderen Land ihr Essverhalten, weil ihr dort viele der üblichen Lebensmittel nicht zur Verfügung stehen.

Die Art und Weise, wie Menschen Self-Care ausführen, ist zudem durch eine Vielzahl von kulturellen Faktoren (im Hinblick auf Aspekte wie Sitten und Gebräuche, Lebenswelt oder Weltanschauungen) beeinflusst. Die kulturelle Beeinflussung von Self-Care lässt sich anhand vieler Beispiele verdeutlichen:

- Viele Menschen in Taiwan haben sehr lange tägliche Arbeitszeiten. Aus diesem Grund halten viele Büroangestellte in der Mittagszeit einen kurzen Schlaf und die Büros werden hierzu sogar abgedunkelt.
- In Italien nimmt das gemeinsame Abendessen eine wichtige Rolle in der Selbstfürsorge ein. Ein Abendessen dauert in vielen Familien mindestens zwei Stunden.
- In Lateinamerika gibt es so gut wie keine Stigmatisierung von Psychotherapie. Dort ist es gang und gäbe, dass viele Menschen offen über ihre psychologische Hilfe sprechen. Argentinien hat beispielsweise die höchste Rate an Psychologen weltweit.
- In Pakistan verwenden Mütter häufig Kokosnussöl zur Haarpflege ihrer Töchter. Dies erfolgt nicht nur aus haarpflegenden Gründen, sondern beinhaltet auch ein stressreduzierendes und beziehungsförderndes Ritual (Montell 2019).

Im oben beschriebenen Sinne ist Self-Care eine individuelle Selbstfürsorge, die bewusst, selbstinitiiert und unter eigener Kontrolle erfolgt. Zugleich wird Self-Care im Kontext von professionellen Gesundheitsberufen auch als etwas verstanden, was sich auf einem Kontinuum zwischen einer völligen Unabhängigkeit bis hin zu einer hohen Abhängigkeit von der medizinischen und pflegerischen Versorgung befinden kann. Dorothea Orem hat hierfür die Theorien der Selbstpflegedefizite und der Pflegesysteme entwickelt. Im angloamerikanischen Raum wird unter Self-Care eine professionelle Unterstützungsform verstanden, die insbesondere chronisch erkrankte Menschen darin unterstützt, tagtägliche Entscheidungen treffen zu können und ihre Erkrankung weitgehend selbst zu »managen«. Eine von Riegel et al. (2012) entwickelte Theorie betont vor allem die Relevanz von Self-Care im Hinblick auf chronische Erkrankungen.

4.3 Self-Care-Theorie bei chronischen Erkrankungen

Um die Bedeutung von Self-Care für die Pflege von Menschen mit chronischen Erkrankungen erklären und konkrete Hinweise für die pflegerische Unterstützung ableiten zu können, wurde von Riegel et al. (2012) hierzu eine Theorie erarbeitet und im Laufe der folgenden Jahre weiterentwickelt. Während es sich bei Dorothea Orems Theorie ihren eigenen Angaben nach um eine allgemeine Theorie der Pflege handelt, ist die Self-Care-Theorie bei chronischen Erkrankungen eine Theorie mittlerer Reichweite.

Theorien mittlerer Reichweite unterscheiden sich von großen, allgemeinen Theorien in ihrem Abstraktionsgrad. Während die »großen Theorien« versuchen, den Gegenstandsbereich und die Spezifität von Pflege zu beschreiben und allgemeingültige Aussagen für einen umfassenden Bereich zu machen, ist das Ziel der Theorien mittlerer Reichweite, konkrete Entscheidungshilfen für das pflegerische Handeln zu geben. Sie sind auf der konkreten pflegerischen Handlungsebene wichtig und haben einen höheren Grad an Konkretheit als »große Theorien« (Stemmer 2003). Theorien mittlerer Reichweite beschreiben eine Realität, die sich mit spezifischen Phänomenen und einer begrenzten Anzahl an Einflussfaktoren beschäftigen. Häufig entstehen sie durch die Erfahrungen von klinisch tätigen Pflegefachpersonen (Riegel et al. 2012).

Die von Riegel et al. (2012) erarbeitete und von Riegel et al. (2016) weiterentwickelte Theorie ist aus Vorarbeiten entstanden, die sich mit der Selbstfürsorge von Menschen mit einer Herzinsuffizienz beschäftigt haben.

Unterschied zu Orems Selbstpflegetheorie

Grundlage der Theorie ist zwar die Selbstpflegetheorie von Orem, jedoch bezieht sich die Theorie von Riegel et al. explizit auf Self-Care bei chronischen Erkrankungen. Im Unterschied zu Orem, die auch die Dependenzpflege und die Pflegesysteme beschreibt (also die Übernahme von Self-Care durch Angehörige oder Pflegefachpersonen), fokussieren Riegel et al. eher auf den Prozess der Selbstfürsorge. Ein weiterer Unterschied liegt darin, dass in Orems Theorie Möglichkeiten der konkreten pflegerischen Unterstützung aufgezeigt werden, die beispielsweise darin liegen, Selbstpflegeerfordernisse, -fähigkeiten und -defizite zu erkennen und Patientinnen und Patienten in der Selbstpflege zu unterstützen bzw. diese zu übernehmen. Hingegen versucht die Self-Care-Theorie bei chronischen Erkrankungen, die Verhaltensweisen und Prozesse zu beschreiben, die Patientinnen und Patienten mit einer chronischen Erkrankung anwenden. Durch die Kenntnis dieser Prozesse können Interventionen entwickelt und angewendet werden, die die Patientinnen und Patienten dabei unterstützen, Self-Care langfristig aufrechterhalten zu können. In diesem Sinne handelt es sich eher um eine Befähigungsstrategie. Weiterhin bezieht sich die Theorie nicht allein auf die professionelle Pflege, sondern auf alle Gesundheitsprofessionen, da alle eine Rolle in der Förderung der Selbstpflege einnehmen können. Die Theorie soll somit auch ein Verständnis für Self-Care bei chronischen Erkrankungen fördern und zur Entwicklung von maßgeschneiderten Maßnahmen beitragen (Riegel et al 2016).

4.3.1 Schlüsselelemente der Theorie

Self-Care findet sowohl in Gesundheit als auch in Krankheit statt. Jeder von uns führt tagtäglich Maßnahmen im Rahmen der Self-Care aus. Hierzu gehören beispielsweise die schon oben beschriebenen Maßnahmen wie das Zähneputzen, die Körperhygiene, die Auswahl von gesunden Lebensmitteln oder die körperliche Aktivität. Patientinnen und Patienten mit einer stabilen chronischen Erkrankung können häufig weitere Maßnahmen, die dem Erhalt der Stabilität dienen, ebenfalls durchführen (z. B. regelmäßige Blutzuckerkontrollen) und dadurch auf die Inanspruchnahme von Leistungen durch Gesundheitsberufe in einem bestimmten Maße verzichten. Sobald jedoch Instabilitäten oder Komplikationen auftreten, steigt der Bedarf an Selbstfürsorge, um die Gesundheit aufrechtzuerhalten. Hierbei kann es dann notwendig werden, dass Gesundheitsberufe konsultiert werden und die Selbstfürsorge der Patientinnen und Patienten durch diese gefördert werden müssen. Diese Förderung der Selbstfürsorge kann zu einer aktiven Partizipation der Patientinnen und Patienten an ihrem Krankheitsmanagement führen. In der Self-Care-Theorie werden drei Prozesse und Verhaltensweisen beschrieben, die für das Verständnis von Selbstfürsorge relevant sind. Es handelt sich dabei um

- Self-Care-Maintenance,
- Self-Care-Monitoring,
- Self-Care-Management.

4.3.2 Self-Care-Maintenance

Mit Self-Care-Maintenance (Aufrechterhaltung der Selbstfürsorge) sind Verhaltensweisen einer Person gemeint, die darauf abzielen, das eigene Wohlbefinden zu verbessern, die Gesundheit zu erhalten oder auch die emotionale und körperliche Stabilität aufrechtzuerhalten. Während sich diese bei gesunden Menschen auf die Selbstverbesserung und Weiterentwicklung beziehen, basieren Selbstfürsorgemaßnahmen bei Menschen mit einer chronischen Erkrankung zusätzlich auch auf Empfehlungen von Gesundheitsberufen. Dabei können Empfehlungen unterschiedlicher Natur sein und sowohl solche zur Lebensstilmodifikation (Nikotin- oder Alkoholverzicht, Diätempfehlungen oder Trinkmengenbegrenzung etc.) beinhalten als auch konkrete Medikamentenempfehlungen darstellen. Mitunter werden diese Empfehlungen nicht nur durch Gesundheitsberufe mit den Patientinnen und Patienten besprochen und vereinbart, sondern können auch von diesen eigenständig gewählt werden, um eigene Ziele zu erreichen. Die Adhärenz (Therapie- oder Medikamentenadhärenz) ist ein Teil der Self-Care-Maintenance, da sich die Einhaltung von Therapie- und Medikamentenplänen als

Aufrechterhaltung der Selbstfürsorge

wirksam für den Therapieerfolg erwiesen hat. Das Ziel der Gesundheitsberufe sollte es deshalb sein, partnerschaftlich mit den Patientinnen und Patienten zu arbeiten, um über so viele Verhaltensänderungen zu sprechen, wie die betroffene Patientin/der betroffene Patient tolerieren und akzeptieren kann, wobei der Fokus auf möglichst evidenzbasierten Empfehlungen liegen sollte (Riegel et al. 2012).

4.3.3 Self-Care-Monitoring

Kontinuierliche Selbstbeobachtung

Unter Self-Care-Monitoring wird in der Theorie ein Prozess der kontinuierlichen und bewussten bzw. aufmerksamen Beobachtung des eigenen Körpers verstanden. Eine solche Beobachtung findet sowohl bei gesunden Personen (z. B. Gewichtskontrollen) als auch bei chronisch Kranken (z. B. regelmäßige Peak-Flow-Messungen von Patientinnen und Patienten mit Asthma) statt. Das Ziel des Self-Care-Monitorings ist es, zu erkennen, ob Veränderungen auftreten, die eine Anpassung der Therapie erforderlich machen. Die Erkennung solcher Veränderungen führt in der Regel dazu, dass sich die Erkrankten in einen Entscheidungsprozess darüber begeben, was nun zu tun ist. Je früher diese Veränderungen oder mögliche Zeichen und Symptome erkannt werden und je ernster diese genommen werden, umso besser kann eine Krankheitseskalation vermieden werden (Riegel et al. 2012).

4.3.4 Self-Care-Management

Anwendung geeigneter Maßnahmen

Das Self-Care-Management beinhaltet eine Bewertung der wahrgenommenen Veränderungen, um hieraus Schlüsse darüber zu ziehen, ob eine Handlung notwendig wird. Ein gutes Self-Care Management führt dazu, dass zur Verfügung stehende Behandlungsmöglichkeiten durchdacht werden und schließlich eine Entscheidung für eine konkrete Handlung gefällt wird. Die notwendigen Handlungen sind in der Regel abhängig von der zugrundeliegenden Erkrankung. Riegel et al. (2012) verweisen hier zum Beispiel auf das Symptom der Atemnot. Diese kann bei einer Asthmaerkrankung den Einsatz eines Bronchodilatatoren über ein entsprechendes Dosieraerosol notwendig machen, während Atemnot im Rahmen einer Herzinsuffizienz möglicherweise den Einsatz eines Diuretikums erforderlich macht. Für das Self-Care-Management und die Auswahl einer geeigneten Behandlung haben sich sogenannte *Stoplight Action Plans* (deutsch: Handlungs- oder Ampelpläne) als gut geeignet erwiesen (▶ Kap. 4.3.1). Ein erfolgreiches Self-Care-Management beinhaltet auch das Wissen darüber, ob Kontakt zu einer Ärztin/einem Arzt oder zu anderen Gesundheitsberufen aufgenommen werden sollte (Riegel et al. 2012).

4.3.5 Beeinflussende Faktoren

Selbstfürsorge kann ein herausfordernder Prozess sein, der zudem durch eine Reihe weiterer Faktoren beeinflusst werden kann. In Abbildung 4.1 sind Faktoren dargestellt, die den Prozess der Selbstfürsorge sowohl fördern als auch hemmen können (▶ Abb. 4.1).

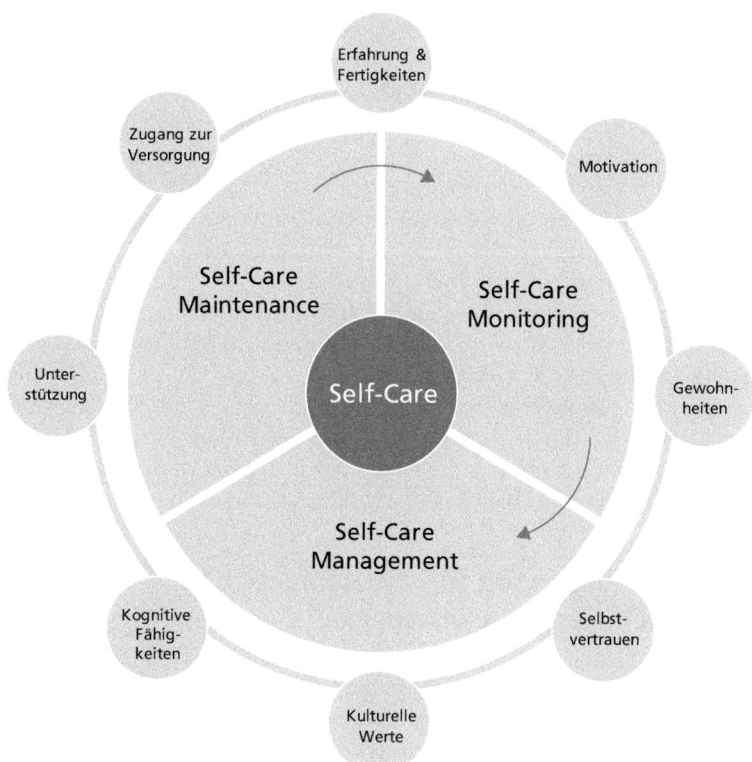

Abb. 4.1: Self-Care-Theorie bei chronischen Erkrankungen (eigene Abbildung)

Erfahrung und Kompetenz: Durch zunehmende Erfahrung mit einer Erkrankung kann die Kompetenz zunehmen, die eigene Behandlung planen und anpassen zu können. Dies trifft für einen Teil der Patientinnen und Patienten zu, die dann auch als *Experten ihrer eigenen Erkrankung* angesehen werden können.

Motivation: Die Motivation, die Selbstfürsorge zu verbessern, kann sowohl intrinsisch als auch extrinsisch sein. Insbesondere die extrinsische Motivation kann durch Pflegekräfte gefördert werden, indem den Patientinnen und Patienten Anreize gesetzt werden, die für diese attraktiv erscheinen.

Kultureller Glaube und Werte: Die Selbstfürsorge wird durch kulturelle Gegebenheiten und deren Werte beeinflusst. Einerseits gibt es Länder und Kulturen, in denen die individuelle Autonomie von hoher Bedeutung ist und in denen Patientinnen und Patienten bemüht sind, durch Selbstfürsorge ihre Autonomie zu erhalten. Auf der anderen Seite gibt es auch Kulturen, in denen die Zuwendung durch An- und Zugehörige besonders wichtig ist, was dazu führen kann, dass die Unterstützung der Selbstfürsorge im Widerspruch zu den jeweiligen Überzeugungen stehen kann.

Selbstvertrauen: Wie schon im Kapitel »Strukturierte Schulungsprogramme« (▶ Kap. 3) beschrieben, nimmt das Selbstvertrauen bzw. die Selbstwirksamkeit auch hier eine zentrale Rolle in der Selbstfürsorge ein.

Gewohnheiten: Tägliche Routinen spielen in der Selbstfürsorge eine wichtige Rolle, da viele Patientinnen und Patienten alte Gewohnheiten aufgeben und neue Routinen nicht nur erlernen, sondern diese auch in ihren Alltag integrieren müssen.

Funktionelle und kognitive Fähigkeiten: Um Selbstfürsorge ausführen zu können, ist es notwendig, über ausreichende funktionelle sowie kognitive Fähigkeiten zu verfügen. Sind diese eingeschränkt, kann sich die Selbstfürsorge als herausfordernd gestalten.

Soziale Unterstützung: Obwohl die Selbstfürsorge per Definition durch eine Person selbst ausgeführt wird, kann Unterstützung durch An- und Zugehörige eine wichtige Rolle einnehmen.

Zugang zum Gesundheitswesen: Die Selbstfürsorge wird auch zu einem bestimmten Maß durch Gesundheitsberufe unterstützt. Hierfür ist es notwendig, dass die betroffenen Menschen einen Zugang zu den entsprechenden Leistungen haben (Riegel et al 2012, S. 200–202).

4.3.6 Bedingungen für ein erfolgreiches Self-Care-Management

Reflexions- und Entscheidungsfähigkeit

Das Self-Care-Management beruht auf zwei wichtigen Prozessen. Einerseits sind ständige Prozesse der Reflexion notwendig, um mögliche Veränderungen im Krankheitsverlauf zu erkennen. Eng damit verbunden ist, dass hierfür ein gewisses Maß an Wissen vorhanden sein muss, damit auftretende Veränderungen erkannt und auch ernst genommen werden. Andererseits werden kontinuierliche Entscheidungsfindungen benötigt, da das Auftreten von Veränderungen häufig damit einhergeht, dass eine Behandlung angepasst werden muss. Das bedeutet, dass chronisch kranke Menschen aufgrund der Ergebnisse ihres Self-Care-Monitorings darüber entscheiden müssen, ob eine Anpassung der Behandlung notwendig ist und hierfür auch eine konkrete Maßnahme auswählen, anwenden und hinsichtlich ihrer Wirksamkeit prüfen. Riegel et al. (2012) zufolge können chronisch kranke Patientinnen und Patienten in Gruppen unterteilt werden, je nachdem wie stark die Entscheidungsfindung und die Reflexion ausgeprägt sind.

Der Theorie zufolge lassen sich die Gruppen von Patientinnen und Patienten folgendermaßen beschreiben und durch pflegerische Interventionen unterstützen:

- Wenn Patientinnen und Patienten über ein zu geringes Wissen über ihre Erkrankung und Behandlungsmöglichkeiten verfügen, sind sie möglicherweise nicht in der Lage, angepasste Entscheidungen zu treffen. Dies führt in der Folge dazu, dass eine ungenügende Selbstfürsorge ausgeführt wird. Dies kann beispielsweise dazu führen, dass die Patientinnen und Patienten Medikamente einnehmen, ohne genau zu wissen, um welche Medikamente es sich handelt. Wenn Anpassungen der Medikation notwendig werden, kann dies nicht von den Patientinnen und Patienten selbst vorgenommen werden (z. B. bei Insulinapplikationen). Weiterhin gibt es Patientinnen und Patienten, die zwar eine gewisse Selbstfürsorge routiniert ausführen, jedoch ohne konkret zu wissen, warum dies notwendig ist. Ein Beispiel hierfür wären Personen, die sich selbst und mögliche Symptome regelmäßig überwachen (z. B. Selbstblutdruckmessung), die dadurch erhaltenen Informationen jedoch nicht adäquat beurteilen können. Als edukative Maßnahmen zur Förderung der Selbstfürsorge kommen bei diesen Patientengruppen laut Riegel et al. (2012) vor allem Schulungsmaßnahmen und Wissensvermittlungen in Betracht. Durch die Verbesserung des Verständnisses der Erkrankung und der Behandlungsmöglichkeiten werden die betroffenen Menschen in ihrem Self-Care-Monitoring und im Self-Care-Management unterstützt.
- Die andere Gruppe von Patientinnen und Patienten bilden diejenigen Personen, die Schwierigkeiten aufweisen, eine an die Situation angepasste Entscheidung zu fällen. Sie verfügen möglicherweise über ein ausreichendes Wissen, können aber aufgrund von Entscheidungs- oder Motivationsschwierigkeiten keine geeignete Entscheidung treffen. Hierunter fallen beispielsweise auch diejenigen Patientinnen und Patienten, die eigentlich wissen, was sie tun sollten, dies aber in ihrer Lebensrealität nicht umsetzen (z. B. eine Veränderung des Gesundheitsverhaltens). Für diese Personen können als Maßnahmen des Self-Care-Supports beispielsweise das Motivational Interviewing oder auch Beratungen hilfreich sein, die in den folgenden Kapiteln näher beschrieben werden.

4.4 Selbstmanagementunterstützung – Strategien und Interventionen

Neben den bereits beschriebenen Interventionen stehen eine Reihe von Maßnahmen zur Verfügung, mit denen das Selbstmanagement von Patientinnen und Patienten gefördert werden kann. Ziele dieser Maßnahmen sind die Aufklärung über einen spezifischen Gesundheits- oder Krankheitszustand und die Motivierung zu einer verbesserten Selbstfürsorge. Selbstmanagementunterstützung kann dabei auf zwei Wegen erfolgen: einerseits

Versorgung mit Informationen und Förderung der Entscheidungsfindung

durch die Nutzung verschiedener Techniken und Instrumente, andererseits aber auch durch eine stärkere Orientierung an einem partnerschaftlichen Verständnis der Zusammenarbeit zwischen den Gesundheitsberufen und den zu versorgenden Menschen (da Silva 2011).

Konkret verfolgt die Selbstmanagementunterstützung zwei verschiedene Ziele und dazugehörige mögliche Maßnahmen. Zum einen zielen die Interventionen darauf ab, die Patientinnen und Patienten mit Informationen zu versorgen, die sie benötigen, um ihre Selbstfürsorge aufrechterhalten und ein ausreichendes Selbstmanagement durchführen zu können. Hierzu kommen vor allem Maßnahmen wie Zurverfügungstellung von geeigneten Informationsmaterialien, Handlungspläne sowie individualisierte Patientenlogbücher in Betracht (▸ Kap. 4.5). Zum anderen werden Interventionen eingesetzt, die die Patientinnen und Patienten darin unterstützen, ihre Entscheidungsfindungsfähigkeit zu fördern und sie zu einem gesunden Lebensstil zu motivieren. Maßnahmen, die die Entscheidungsfindung fördern, sind beispielsweise die Methode des Motivational Interviewings und Beratungen (▸ Kap. 4.6 und 4.7).

4.5 Vermittlung von geeigneten Informationen

Die betroffenen Patientinnen und Patienten erhalten Informationen, die dazu beitragen, den eigenen Gesundheitszustand zu verstehen, diesen überwachen zu können, geeignete Maßnahmen zu treffen und hierdurch die Kontrolle darüber zu behalten. Hierzu zählt auch, dass die Betroffenen wissen, zu welchem Zeitpunkt die Inanspruchnahme von Gesundheitsdienstleistungen notwendig wird. Hierfür stehen beispielsweise die folgenden Interventionen zur Verfügung:

4.5.1 Schriftliche Informationen

Qualität von schriftlichen Informationen

Schriftliche Patienteninformationen stehen in unterschiedlichen Varianten (z. B. Flyer, Broschüren) zur Verfügung und können dazu beitragen, die eigene Erkrankung zu verstehen, Veränderungen zu erkennen und Gegenmaßnahmen einzuleiten. Allerdings ist hierbei zu berücksichtigen, dass Informationsmaterialien im Hinblick auf ihre Qualität geprüft sein sollten. Ein einfaches Instrument zur Prüfung der Qualität ist die *Wittener Liste*, die von der Universität Witten/Herdecke entwickelt wurde (Zegelin 2018). Anhand von verschiedenen Kriterien können schriftliche Informationsmaterialien auf ihre Eignung geprüft werden (▸ Tab. 4.1). Im Kapitel 5 werden zudem die Anforderungen an evidenzbasierte Patienteninformationen näher erläutert.

4.5 Vermittlung von geeigneten Informationen

Tab. 4.1: Auszug aus den Kriterien der Wittener Liste (Zegelin 2018)

Kriterien	Beschreibung
Zielgruppenorientierung	Informationsmaterialien sollten sich an die entsprechende Zielgruppe wenden. Patientinnen und Patienten benötigen möglicherweise andere Informationen als pflegende Angehörige. Die schriftlichen Materialien sollten sprachlich an die jeweilige Zielgruppe angepasst sein.
Alltagsorientierung	Für die meisten Menschen ist vordergründig von Bedeutung, wie sie mit möglichen Einschränkungen ihren Alltag bewältigen können. Hierfür sind mitunter nicht detaillierte Erläuterungen über die Pathophysiologie einer Erkrankung von Bedeutung, sondern vielmehr konkrete Tipps und Hinweise.
Ermutigende Grundhaltung	Die Informationsmaterialien sollten nicht darauf abzielen, bei den Leserinnen und Lesern durch Drohungen oder Schreckensszenarien Ängste zu verursachen. Stattdessen sollten die Informationen ermutigen, die eigene Situation zu bewältigen.
Umfang	Die Gestaltung von Patienteninformationen sollte berücksichtigen, dass viele Menschen eine begrenzte Aufnahmekapazität haben und soll deshalb nicht zu umfangreich sein. (Flyer sollten möglichst nur eine Seite, eine Broschüre höchstens 15 Seiten umfassen).
Verständlichkeit	Bei der Erstellung von Informationsmaterialien sollte berücksichtigt werden, dass der zu lesende Text von den Leserinnen und Lesern auch verstanden wird. Aus diesem Grund sollten einerseits Fachbegriffe und Anglizismen vermieden bzw. verständlich erläutert werden. Zugleich ist es von Bedeutung, dass ein Text *lesbar* ist. Aus diesem Grund sollte auf lange oder komplexe Schachtelsätze verzichtet werden.
Wissensunterstützung	Das in den Patienteninformationen enthaltene Wissen sollte möglichst evidenzbasiert sein. Wenn kein wissenschaftsbasiertes Wissen zur Verfügung steht, sollten die Inhalte mindestens auf Lehrbuchwissen oder aktuelle Literaturrecherchen gestützt sein.
Autorenangaben/Finanzierung	Für die Leserinnen und Leser sollte klar erkennbar sein, wer die Patienteninformation erstellt und verfasst hat. Eine Patienteninformation, die durch ein pharmazeutisches Unternehmen erstellt wurde, verfolgt möglicherweise andere Ziele als eine Patienteninformation von einer Selbsthilfegruppe.

Neben den zahlreichen Patienteninformationen stehen zudem sogenannte Patientenleitlinien zur Verfügung. Hierbei handelt es sich um für Patientinnen und Patienten erstellte Versionen von ärztlichen Leitlinien. Ziel dieser Patientenleitlinien ist es, durch eine verständliche Darstellung der Handlungsempfehlungen die Betroffenen bei ihren Entscheidungen zu unterstützen. Eine Übersicht über zur Verfügung stehende Patientenleitlinien findet sich auf der der Webseite www.patienten-information.de, welche von der Bundesärztekammer und der Kassenärztlichen Bundesvereinigung angeboten wird. Dort stehen aktuell Patientenleitlinien für eine Vielzahl von Erkrankungen zur Verfügung (beispielsweise Asthma, COPD, Diabetes, Depressionen, Koronare Herzkrankheit, Kreuzschmerz). Zudem finden sich weitere Patientenleitlinien auf der Webseite www.patientenleitlinien.de, die von der Universität Witten/Herdecke angeboten wird.

4.5.2 Handlungspläne/Stoplight Action Plans

Schriftliche Handlungsempfehlungen

Ein Handlungsplan ist ein individualisierter schriftlicher Plan, der für das Selbstmanagement von chronisch kranken Patienten erstellt wird. Diese werden häufig als eine Art Handlungsanweisung erstellt, um den betroffenen Patientinnen und Patienten Hinweise darüber zu geben, wie in einer spezifischen Situation gehandelt werden sollte (DiCenso et al. 2005). Es handelt sich somit um einen Leitfaden, der in der Regel aus zwei Komponenten besteht. Zum einen ermöglichen Handlungspläne eine Einordnung des eigenen Status aufgrund von Selbstbeobachtung. Zum anderen zeigen Handlungspläne konkret auf, was in der jeweiligen spezifischen Situation getan werden sollte. Bei Handlungsplänen handelt es sich also um visualisierte Algorithmen, die aus verschiedenen klinischen Szenarien bestehen und ein Signal dafür geben, wie sich die Patientinnen und Patienten in der jeweiligen klinischen Situation verhalten sollten (Edwards 2013). Häufig wird hierfür eine farbliche Symbolik wie bei einer Verkehrsampel mit einer grünen, gelben und roten Zone gewählt. Aufgrund von Selbstbeobachtung bzw. Selbstmessungen (z. B. Peak Flow-Werte, Blutdruckwerte, Blutzuckerwerte) können die Patientinnen und Patienten erkennen, in welcher Situation sie sich befinden:

- Die grüne Zone repräsentiert dabei einen stabilen Zustand, der keine weiteren Handlungen notwendig macht.
- Die gelbe Zone zeigt an, dass die ermittelten Werte sich verschlechtert haben und eventuell eine Anpassung der Medikation vorgenommen werden sollte.
- Die rote Zone verdeutlicht eine deutliche Verschlechterung der Symptomatik und zeigt an, dass dringend medizinische oder pflegerische Hilfe aufgesucht werden sollte.

4.5.3 Patientenlogbücher/Patient Held Records

Eine erweiterte Variante von schriftlichen Patienteninformationen stellen sogenannte Logbücher dar, die im angloamerikanischen Raum *Patient Held Records* genannt werden. Hierbei handelt es sich um eine besondere Form einer Patienten- oder Gesundheitsakte, die von Patientinnen und Patienten selbst geführt wird und in der neben schriftlichen Krankheits- und Behandlungsinformationen weitere individuelle Informationen vermerkt werden können.

4.5 Vermittlung von geeigneten Informationen

Logbücher können in unterschiedlichen Formen (in gedruckter schriftlicher Form oder als digitale Variante) entweder allein von Patientinnen und Patienten oder gemeinsam mit Gesundheitsdienstleistern verwendet werden. Ziel des Patientenlogbuches ist einerseits die Vermittlung relevanter Informationen und andererseits der aktive Einbezug der Patientinnen und Patienten in ihre eigene Versorgung, wodurch die Handlungskompetenz gestärkt werden soll. Zudem ermöglichen und erleichtern Patientenlogbücher die Kommunikation mit den Patientinnen und Patienten und auch zwischen den an der Versorgung beteiligten Gesundheitsprofessionen (Sartain et al. 2014). Dem Ziel entsprechend enthalten Patientenlogbücher z. B. konkrete Informationen über die Diagnose und Erkrankung, Erläuterungen zu Medikamenten und Behandlungen und Möglichkeiten für eigene Dokumentationen. Ein sehr gutes Beispiel für ein Patientenlogbuch für Patientinnen und Patienten mit einer chronisch obstruktiven Lungenerkrankung kann unter folgender Adresse heruntergeladen werden: https://www.rdash.nhs.uk/wp-content/uploads/2018/09/DP8090-COPD-My-Records-09.18.pdf.

Der Inhalt von Patientenlogbüchern ist dabei jedoch abhängig vom Grad der Involvierung der betroffenen Patientinnen und Patienten. Aus Kasten 4.1 können relevante Inhalte aus Patientenlogbüchern entnommen werden.

Kasten 4.1: Inhalte von Patientenlogbüchern (NHS 2003)

Erklärungen über die diagnostizierte Erkrankung (z. B. Auslöser, Ursachen, möglicher Verlauf)

Darstellung der zur Verfügung stehenden Behandlungsmöglichkeiten sowie Erläuterungen zu deren Vor- und Nachteilen (z. B. Chemotherapie, Operationsmöglichkeiten, Medikamente)

Informationen zum aktuellen Medikationsplan

- dienen als Erinnerungshilfe für die Patientin/den Patienten
- ermöglichen allen an der Versorgung beteiligten Gesundheitsprofessionen einen raschen Überblick
- ermöglichen den Patientinnen und Patienten die Dokumentation von Wirkungen und Nebenwirkungen

Informationen über die aktuelle Versorgungs- und Betreuungssituation

- enthalten eine Darstellung aller bisherigen und geplanten Untersuchungstermine und deren Ergebnisse
- ermöglichen allen beteiligten Gesundheitsprofessionen ambulanter und stationärer Einrichtungen einen gesicherten Informationsaustausch

Hinweise und Empfehlungen zu gesundheitsförderlichen Verhaltensweisen

> Diagnostikergebnisse und Befunde (z. B. Ergebnisse von Blut- und Harnuntersuchungen, Auswertung von bildgebenden Verfahren wie Röntgen, Computertomographie, Magnetresonanztomographie)
>
> - erlauben allen Beteiligten eine rasche Übersicht über den Verlauf der Erkrankung
>
> Auflistung von Kontakten und Kontaktmöglichkeiten
>
> - Adressen und Kontaktmöglichkeiten der beteiligten Gesundheitsdienstleister (z. B. Fachärztinnen/Fachärzte, ambulante Pflegedienste, Ergo-/Physiotherapie, etc.)
> - Weiterführende Informationen und Kontaktmöglichkeiten über bestehende Selbsthilfegruppen
>
> Erläuterungen zu häufig gestellten Fragen (FAQ)
>
> Ein Glossar über Fachbegriffe
>
> Raum für eigene Anmerkungen und Fragen

Nutzen

Zugang zu eigenen Behandlungsinformationen

Für die Patientinnen und Patienten haben Patientenlogbücher verschiedene Vorteile. Sie enthalten, wie auch bei schriftlichen Patienteninformationen, relevante Informationen über ihre Erkrankung und die Behandlungsmöglichkeiten. Darüber hinaus haben sie einen ständigen Zugang zu ihren individuellen Behandlungsplänen und können diese sowie ihre Fragen mit den professionellen Gesundheitsdienstleistern diskutieren. Hierdurch können Kommunikationsbarrieren überwunden werden. Zudem ermöglichen Patientenlogbücher den behandelnden Gesundheitsprofessionen ebenfalls einen Einblick in die bisherige und aktuelle Krankheitssituation (Tang et al. 2006).

Formen

Patientenlogbücher existieren in unterschiedlichen Formen. Neben klassischen papierbasierten Versionen (z. B. in Form einer Broschüre) steht auch die Möglichkeit zur Verfügung, ein Patientenlogbuch in digitaler Form zu verwenden. Mit zunehmender Digitalisierung werden auch Webapplikationen angeboten. Papierbasierte Logbücher sind kostengünstig, nicht vom Vorhandensein eines Computers abhängig und somit auch von Nutzerinnen und Nutzern verwendbar, die geringe technische Kenntnisse besitzen. Ein Nachteil liegt darin, dass sie verloren gehen können. Digitale Logbücher bieten den Vorteil, dass größere Datenmengen (wie beispielsweise Röntgenbilder) gespeichert und das Logbuch auch elektronisch an beteiligte Gesundheitsprofessionen versendet und durch diese bearbeitet werden kann.

Wirksamkeit

Die Wirksamkeit von Patientenlogbüchern ist in zahlreichen Studien für unterschiedliche chronische Erkrankungen untersucht worden. Ein systematisches Review aus dem Jahr 2010 konnte insgesamt 14 Studien aus einer Gruppe von sechs chronischen Erkrankungen einbeziehen. Das Review kommt zu dem Ergebnis, dass keine hohe Evidenz für die Wirksamkeit von Patientenlogbüchern im Hinblick auf verschiedene Ergebniskriterien (z. B. Verringerung von spezifischen Laborwerten, Verbesserung der Lebensqualität, Inanspruchnahme von Gesundheitsdiensten) vorliegt, der Nutzen somit unklar sei und weitere methodisch hochwertige Untersuchungen vorgenommen werden müssten (Ko et al. 2010). Ein weiteres Review, in dem insgesamt zehn qualitative Studien ausgewertet und thematisch analysiert wurden, untersuchte die Wirksamkeit von Patientenlogbüchern aus der Perspektive der Patientinnen und Patienten. In diesem Review konnte festgestellt werden, dass Patientenlogbücher von einem Teil der Patientinnen und Patienten geschätzt werden. Einerseits verwenden sie die Logbücher als alltägliches Instrument, um ihre Befindlichkeit zu dokumentieren und Informationen nachzuvollziehen. Andererseits dienen die Logbücher auch als Erinnerungshilfen. In fünf der einbezogenen Studien konnte gezeigt werden, dass die Patientinnen und Patienten ihre Logbücher auch für die Kommunikation mit Gesundheitsdienstleistern sowie mit Angehörigen und Freunden nutzten. In einigen der Studien konnte festgestellt werden, dass sich die Patientinnen und Patienten befähigt fühlten, mehr Fragen an die Behandlerinnen und Behandler zu stellen und so insgesamt aktiver in die Behandlung einbezogen zu sein. Zugleich betonten jedoch in vier Studien die Patientinnen und Patienten die Befürchtung, dass sie aufgrund des Logbuches in die Eigenverantwortung genommen werden, was ihnen nicht recht war. Insgesamt wurde auch in acht Studien davon gesprochen, dass die Logbücher als wenig hilfreich empfunden wurden. Dies war vor allem dann der Fall, wenn das behandelnde Personal nicht mit den Zielen des Logbuchs vertraut war und dort keine Eintragungen vorgenommen hat (Sartain et al. 2014).

Umsetzung in Deutschland

Im deutschsprachigen Raum ist das Konzept der Patientenlogbücher bisher nur unzureichend umgesetzt worden. In einer vereinfachten Form sind diese jedoch als sogenannte Patiententagebücher bekannt und für eine Reihe chronischer Erkrankungen entwickelt und publiziert worden. In Patiententagebüchern dokumentieren Patientinnen und Patienten den Verlauf ihrer Erkrankung, indem beispielsweise Eintragungen über auftretende Symptome, Datenerhebungen (z. B. Blutdruckwerte, Blutzuckerwerte, Schmerzwerte), Nebenwirkungen von Behandlungen oder ihr Wohlbefinden vorgenommen werden. Hierdurch soll einerseits die Arzt-Patienten-Kommunikation vereinfacht und die Überwachung des Erfolgs einer Behandlung überprüft werden können. Um das Führen von Patiententagebüchern zu erleichtern, wurden mittlerweile viele Tagebücher auf mobilen Plattformen (z. B. in Form von Apps) installiert. Solche elektronischen Patiententagebücher existieren für eine Vielzahl von Erkrankungen und Anwendungsgebieten, wie z. B.:

- Dokumentation von Schmerzen und deren Behandlung,
- Gewichtsmanagement,
- Lungenerkrankungen (Asthma, Chronisch obstruktive Lungenerkrankung),
- Diabetes,
- Herz-Kreislauferkrankungen (Benthin 2013).

Das Logbuch Demenz

Um ein Patientenlogbuch im eigentlichen Sinne handelt es sich beim Logbuch Demenz, welches im Rahmen des Modellprojektes »Ambulante Basisversorgung Demenz im Lotsentandem (LOTTA)« von PariSozial Minden-Lübbecke/Herford und der Diakonie Stiftung Salem entwickelt und implementiert wurde. In diesem Projekt wurden sogenannte Lotsentandems, bestehend aus je einer Hausärztin/einem Hausarzt und einer Patientenbegleiterin/einem Patientenbegleiter, erprobt. Ziel des Projektes war es, sowohl die medizinische als auch die psychosoziale gesundheitliche Versorgung von Menschen mit einer Demenz sowie ihrer Angehörigen bestmöglich abzustimmen und zu koordinieren. Hierzu wurde unter anderem das Logbuch Demenz entwickelt. Bei diesem Logbuch handelt es sich um ein umfassendes Instrumentarium, das sowohl der Dokumentation als auch der Kommunikation für alle Schnittstellen im Rahmen der Versorgung dient. Zentrale Inhalte des Logbuchs Demenz sind folgende Inhalte:

- »Meine persönlichen Daten und wichtigste Ansprechpartner
- Vertretungsrechte
- Weisungen für meine ambulante und stationäre Versorgung
- Weitere Kontaktpersonen und Institutionen
- Wichtige Termine und Ereignisse
- Meine gesundheitliche Situation
- Meine pflegerische Situation
- Meine Wohnsituation und meine Hilfsmittelversorgung
- Wissenswertes aus meiner Lebensgeschichte und zu Alltagsaktivitäten
- Weiteres zu meiner rechtlichen Situation
- Dokumentenhülle für Medikamentenübersicht, Ausweise, Pässe und andere Dokumente« (Emme von der Ahe 2011, S. 45).

Das Logbuch wurde von den Pflegeberaterinnen der beteiligten Projektinstitutionen unter Mitarbeit von Angehörigen erstellt und soll dabei helfen, in einer Akte/Mappe alle notwendigen Informationen für die Versorgung des Menschen mit Demenz jederzeit zur Verfügung zu haben. Bei der Erstellung des individuellen Logbuchs werden die Angehörigen aktiv einbezogen und durch die Pflegeberaterinnen begleitet. Das Logbuch fungiert auf diese Weise nicht nur als eine Sammlung aktueller und notwendiger Dokumente, sondern dient auch als ein Beratungsleitfaden und ermöglicht den Angehörigen, den Überblick über die Versorgungssituation zu behalten. Die Erfahrungen des Projektes zeigen, dass die Angehörigen das Logbuch Demenz nicht nur als eine Sammelmappe nutzen, sondern dieses auch bei stationären Krankenhausaufenthalten des Menschen mit Demenz für die Kommunikation mit Pflegefachkräften und dem medizinischen Personal verwenden (Emme von der Ahe 2011). Die Evaluation des Projektes zeigte zudem, dass das Logbuch eine hohe Akzeptanz unter den Angehörigen findet und hierdurch die Mitwirkungsmöglichkeiten erhöht sowie die Versorgungssicherheit verbessert wird (Arnold et al. 2014). Als Stärke des Projektes ist hervorzuheben, dass die Angehörigen nicht mit dem Logbuch allein gelassen, sondern durch qualifizierte Beraterinnen und Berater begleitet werden, was wiederum die Akzeptanz und den regelmäßigen Einsatz des Logbuches vereinfachen.

Hohe Akzeptanz bei Angehörigen

4.6 Motivational Interviewing

Das Motivational Interviewing (deutsch: motivierende Gesprächsführung) ist ein von Miller und Rollnick (2015) in den 1990er-Jahren entwickelter Beratungsansatz, der zunächst in der Behandlung von Suchterkrankungen (Alkohol-, Tabak-, Drogenmissbrauch) eingesetzt wurde. Seither wurde es zunehmend auch in der Behandlung von Patientinnen und Patienten mit somatischen und anderen psychischen Erkrankungen eingesetzt. Auch in der Pflege findet das Beratungskonzept mittlerweile Anwendung (beispielsweise in der pflegerischen Versorgung von Menschen mit einer Herzinsuffizienz).

Das Motivational Interviewing (MI) ist darauf ausgerichtet, in gezielten Gesprächen mit Patientinnen und Patienten über Veränderungsmöglichkeiten zu sprechen. Hierdurch können Reflexionsprozesse angeregt und thematisiert werden. Die Gesprächsführung geht davon aus, dass Menschen in Veränderungssituationen eine Ambivalenz zwischen dem Beibehalten problematischer Verhaltensweisen einerseits und dem Anstreben einer Verhaltensänderung andererseits erleben können. Das heißt, dass bereits Wissen und Informationen über die möglichen positiven Auswirkungen der Verhaltensänderung vorliegen, aber der Vorsatz zur Verhaltensänderung noch nicht gefasst ist (Weigl & Mikutta 2019).

Gespräch über Veränderungsmöglichkeiten

Ambivalenz

Innere Widersprüche Die beschriebene Ambivalenz ist im Konzept des Motivational Interviewing von besonderer Bedeutung. Nach Miller und Rollnik wissen nämlich die meisten Menschen (nicht nur in Bezug auf eine Erkrankung), welche Vor- und Nachteile und welche möglichen Konsequenzen bestimmte Verhaltensweisen haben oder hätten. Chronisch kranke Menschen kennen in der Regel sowohl die Argumente, die für die Veränderung eines bestimmten Verhaltens sprechen (beispielsweise wissen Menschen mit einer Herzinsuffizienz meistens, dass sie Übergewicht reduzieren sollten), als auch die eigenen Argumente, die dagegen sprechen (»Ich esse halt gerne.«). Diese in einer Person vorhandenen Widersprüche werden von Miller und Rollnick (2015) als Ambivalenzen bezeichnet, die ein großes Hindernis auf dem Weg der Verhaltensänderung darstellen. Jeder von uns trägt solche Ambivalenzen in sich. Wenn wir zum Beispiel darüber nachdenken, ob wir uns vegan ernähren sollten, dann kennen wir sowohl die Vorteile dieser Ernährungsform (Gesundheitsförderung durch Fleischverzicht, Klimaschutz, keine Massentierhaltung) als auch deren Nachteile (eingeschränkte Nahrungs- und Geschmacksauswahl, mögliche Mangelerscheinungen). In einer Person vermischt sich dann in der inneren Auseinandersetzung beides und wir erleben diese Ambivalenz. Die innere Auseinandersetzung beinhaltet dann häufig zwei Formen: den *Change-Talk* und den *Sustain-Talk*. Der Change-Talk spiegelt diejenigen Äußerungen in uns wider, die eine Verhaltensänderung befürworten, der Sustain-Talk hingegen steht für die Äußerungen, die die Veränderung ablehnen und das bisherige Verhalten beibehalten möchten. Im Rahmen des Motivational Interviewing besteht ein Ziel darin, die Patientin/den Patienten dazu zu bringen, über die eigenen Haltungen und Überzeugungen zu sprechen, damit sie diese durch die Verbalisierung erkennen. Hiervon ausgehend wurde von Miller und Rollnick eine Form der Kommunikation entwickelt, die diesen Umstand aufgreift und somit die Verhaltensänderung initiieren soll.

Gesprächsstil

Im Vordergrund des MI steht ein Gesprächsstil bzw. ein Beratungsansatz, der nicht versucht, eine Verhaltensänderung auf Seiten der Patientinnen und Patienten durch Belehrung oder Konfrontation zu erreichen. Stattdessen wird im MI ein sogenannter geleitender Gesprächsstil verwendet. Dieser ist entlang eines Spektrums an Gesprächsstilen angesiedelt, die von lenkend zu folgend charakterisiert werden können (▶ Tab. 4.2).

Miller und Rollnick erklären den geleitenden Gesprächsstil mit der folgenden Illustration:

> »Stellen Sie sich eine Reise in ein anderes Land vor, für die Sie einen Fremdenführer engagieren, der Ihnen behilflich sein soll. Es gehört nicht zu seinen Aufgaben, Ihnen vorzuschreiben, wann Sie anreisen, wohin Sie gehen und was Sie sich ansehen oder unternehmen sollen. Ein guter Führer folgt Ihnen aber auch nicht

Eigenschaften von Gesprächsstilen			Tab 4.2: Gesprächsstile
lenkend	geleitend	folgend	
• Berater weiß, was gut für die Patientin/den Patienten ist • Berater gibt Instruktionen/sagt, was getan werden sollte • Patientin/Patient befolgt die Instruktion	• Berater hört aktiv zu • Stellt offene Fragen und informiert mit Bedacht • Gibt Ratschläge nur nach Aufforderung	• Berater hört zu und zeigt Anteilnahme • Berater versucht, sein Gegenüber zu verstehen und bringt keinen eigenen Standpunkt ein	

blindlings, wohin immer es Sie zufällig verschlagen mag. Ein geschickter Führer ist ein guter Zuhörer und bietet gleichzeitig seine Fachkenntnis an, sobald sie gebraucht wird.« (2015, S. 19).

Im Motivational Interviewing geht es also keinesfalls darum, Patientinnen und Patienten auf direktive Weise mitzuteilen, was gut oder schlecht für sie ist, was getan oder gelassen werden sollte. Vielmehr zielt das Motivational Interviewing darauf ab, Gründe für ein bestimmtes Verhalten bewusst zu machen, die eigenen Widerstände zu reduzieren und die Motivation zur Veränderung zu erhöhen.

Definition

Miller und Rollnick definieren das Motivational Interviewing auf unterschiedliche Weise. Ihre erste allgemeine Definition lautet:

»Motivational Interviewing ist ein kooperativer Gesprächsstil, mit dem wir einen Menschen in seiner eigenen Motivation zur und seinem eigenen Engagement für Veränderung stärken können« (2015, S. 27).

Diese wird von ihnen weiter spezifiziert und enthält zusätzlich einen therapeutischen und einen technischen Ansatz. Der therapeutische Ansatz richtet sein Augenmerk darauf, dass Motivational Interviewing einen Beratungsansatz aufgreift, der vor allem an dem Problem der Ambivalenz ansetzt und diese thematisiert. In ihrer technischen Definition hingegen beschreiben sie, mit welchen Mitteln dies erfolgt. Motivational Interviewing richtet sich auf das Sprechen über Veränderungen, in dem die individuellen Gründe herausgearbeitet werden, um hierdurch die Motivation und die Selbstverpflichtung zur Verhaltensänderung zu stärken (2015, S. 473).

Im Gespräch werden die positiven und negativen Seiten einer Verhaltensweise erkundet, und zwar aus der Sicht der jeweiligen Betroffenen. Durch einen wertschätzenden und nicht wertenden Gesprächsstil soll erreicht werden, dass die Klientin/der Klient sich auch für die Verbalisierung der Nachteile eines problematischen Verhaltens öffnet und darüber spricht. Motivational Interviewing verfolgt dann zwei Ziele. Im ersten Schritt sollen zunächst die Ambivalenzen erkundet werden, um in einem zweiten Schritt mögliche Veränderungsziele, -wege und -pläne zu entwickeln. Die konkrete Umsetzung der Verhaltensänderung ist danach nicht mehr Bestandteil des Motivational Interviewing (Körkel & Veltrup 2003).

Grundhaltungen oder der »Spirit« des Motivational Interviewing

Um die genannten Ziele zu erreichen, ist laut Miller und Rollnick (2015) eine bestimmte Grundhaltung notwendig, den sie »Spirit« nennen. Hiermit ist eine Grundhaltung gemeint, die der klientenzentrierten Gesprächsführung von Carl Rogers ähnlich ist, sich aber dadurch unterscheidet, dass im Motivational Interviewing direktiv gearbeitet wird. Das heißt, dass im Gespräch die Themen auf die Verhaltensänderung gelenkt werden. Miller und Rollnick ist wichtig, dass das Motivational Interviewing nicht als eine manipulative Strategie verwendet wird, sondern eine grundsätzliche Haltung darstellt. Diese Grundhaltung ist durch vier Elemente gekennzeichnet.

Partnerschaftlichkeit

Gemeinsamkeit

Die Zusammenarbeit mit der zu beratenden Person soll in einer partnerschaftlichen, kooperativen Form erfolgen. Das Motivational Interviewing ist ein Verfahren, welches gemeinsam mit einer Klientin/einem Klienten durchgeführt und was nicht »an jemandem angewendet« wird. Die Beraterin/der Berater sollte sich bewusstmachen, dass Patientinnen und Patienten durchaus eine hohe Expertise bezüglich ihrer chronischen Erkrankung mitbringen. Die Beraterin/der Berater fungiert als eine helfende Person, die versucht, verschiedene Sichtweisen zu ermöglichen oder freizusetzen. Miller und Rollnick beschreiben dies folgendermaßen: »It is an inter-view, a looking together at something« (Miller & Rollnick 2002: 25). Sie illustrieren diese Beschreibung mit einem Vergleich, bei dem zwei Personen gemeinsam ein Familienalbum betrachten und in dem eine Person durch das Album blättert und Geschichten dazu erzählt, während die andere Person zuhört und ab und zu Fragen dazu stellt (ebda.)

Akzeptanz

Unter Akzeptanz wird verstanden, dass die zu beratende Person umfassend so akzeptiert wird, wie er/sie sich zeigt. Dies bedeutet nicht zwingendermaßen, dass ein Verhalten gutgeheißen wird. Die Entwickler des Motivational Interviewing lehnen sich hier eng an das von Carl Rogers begründete Konzept der Akzeptanz an, welches die vier folgenden Hauptaspekte enthält: Empathie, Positive Wertschätzung, Würdigung und Autonomie (▶ Abb. 4.2).

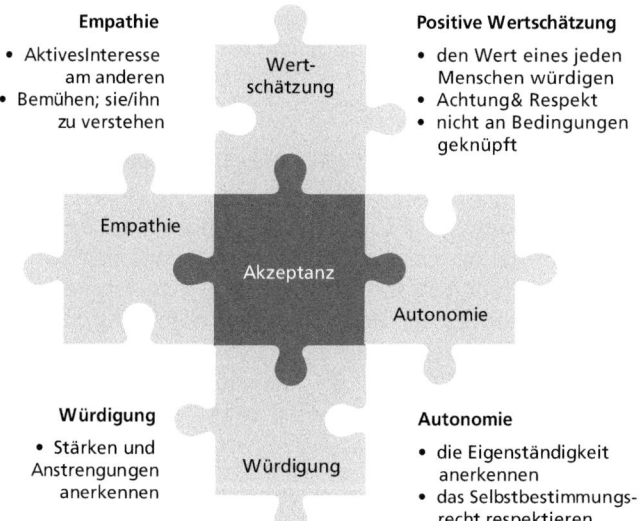

Abb. 4.2:
Konzept der Akzeptanz von Carl Rogers

Evokation

Die Evokation stellt im Motivational Interviewing einen wichtigen Aspekt dar, da davon ausgegangen wird, dass die zu beratenden Personen über Ressourcen und Motivation verfügt, die im Rahmen der Beratung wie »Wasser aus einem Brunnen« hervorgeholt und auf die zurückgegriffen werden kann. Jeder Mensch kann im Grunde auf frühere Erfahrungen zurückgreifen, die ihm zur Bewältigung von Problemen oder Anforderungen hilfreich waren. Aufgabe im Motivational Interviewing ist es deshalb, genau diese Ressourcen an die Oberfläche zu holen, sie zu evozieren. Nach den Erfahrungen und Untersuchungen von Miller und Rollnick (2015) werden Menschen häufig von selbst aktiv und nehmen eine Veränderung ihres Verhaltens in Angriff, nachdem sie die innere ambivalente Einstellung aufgelöst haben. Hierfür ist es nicht notwendig, dass die Experten Ratschläge geben. Viel wichtiger ist es, die innere Stimme, die sich für die Veränderung ausspricht (Change Talk) hervorzuholen, um dadurch den Veränderungsprozess einzuleiten. Dabei wird davon ausgegangen, dass die dann zu Tage tretende Motivation eine viel größere Durchsetzungs- und Durchschlagskraft hat als jedes Argument einer Expertin/eines Experten.

Mitgefühl

Durch den Ausdruck von Mitgefühl wird der zu beratenden Person Vertrauen vermittelt. Damit sind explizit nicht Gefühle wie Sympathie oder Mitleid gemeint, sondern dass das Wohlbefinden und die Bedürfnisse der zu beratenden Person in den Mittelpunkt gestellt werden. Wie auch bei der Akzeptanz geht es nicht darum, jedes Verhalten der Klientin/des Klienten gutzuheißen, sondern zu versuchen, die Gefühls- und Lebenswelt nachzuvollziehen, die Bedürfnisse ernst zu nehmen und eine mitfühlende Sorge auszudrücken.

4.6.1 Prozesse des Motivational Interviewings

Der Prozess des Motivational Interviewings gliedert sich insgesamt in vier Prozesse, die sowohl nacheinander ablaufen, durchaus aber auch rekursiv sein können, d. h. mitunter kann es vorkommen, dass von einem Prozess in einen vorherigen zurückgekehrt wird. Dies kann notwendig sein, um den zu Beratenden individuell im Prozess zur Steigerung der Veränderungsmotivation zu leiten. Die Beziehung zur Patientin/zum Patienten bildet die grundlegende Basis.

1. Beziehungsaufbau
   Die Beziehung zur Patientin/zum Patienten bildet die grundlegende Basis, wie dies in jeder pflegerischen Arbeitsbeziehung der Fall ist. Für die Bildung eines Arbeitsbündnisses ist es wichtig, eine Atmosphäre des Vertrauens aufzubauen, damit diese sich öffnen und über ihre jeweilige Problematik sprechen können. Durch die Anwendung von Basistechniken kann Interesse an der Person signalisiert und hierdurch zur Äußerung von Gefühlen, Ängsten und Zielen angeregt werden.

   > Basistechniken
   > Zu den Basistechniken zählen im Motivational Interviewing spezifische Techniken der Gesprächsführung. Diese werden zur Erreichung unterschiedlicher Ziele eingesetzt und fördern die Selbsterkundung sowie die Veränderungsmotivation (▶ Kap. 4.6.2).

   Wichtig ist hierbei, dass die Patientin/der Patient das Gefühl bekommt, frei und offen sprechen zu können, ohne dass sie/er für die Äußerungen oder ein Verhalten bewertet wird. Ziel für die beratende Person ist, ein Verständnis für die Situation der anderen Person zu bekommen und diese zu verstehen. Dies kann dadurch unterstützt werden, dass die Patientin/der Patient mit offenen Fragen aufgefordert wird, seine Sichtweise zu erläutern und durch »Nachhaken« einen tieferen Einblick in die Lebenswelt zu erhalten.

2. Fokussierung
   Der zweite Prozess setzt unmittelbar nach dem ersten an und rückt das Herausarbeiten von Problemthemen in den Vordergrund. In diesem Prozess sollen die für die Patientin/den Patienten möglichen Veränderungsanliegen thematisiert und fokussiert betrachtet werden. An dieser Stelle ist es durchaus möglich, dass der Berater als Experte weitere Problemfelder sieht und anspricht. Nach Weigl und Mikutta (2019) sind hier drei mögliche Verläufe denkbar. Es kann sein, dass der Fokus bereits klar und eindeutig ist (z. B., wenn die Patientin sich mit einem konkreten

Anliegen an uns wendet). Dies würde bedeuten, dass dieser Prozess zügig in den nächsten übergehen kann. Weiterhin kann es sein, dass in diesem Prozess noch keine Problemfelder benannt werden, was ein weiteres offenes Gespräch nach dem ersten Prozess erforderlich macht. Es kann jedoch auch vorkommen, dass mehrere Problemfelder exploriert werden, sodass in diesem Prozess der Fokus zunächst auf einen Problembereich gelenkt und dieser ausgewählt werden sollte.
3. Evokation
   In der Phase der Evokation wird die Eigenmotivation der Klientin/des Klienten für eine Verhaltensänderung angeregt. Diese Phase gilt als zentraler Bestandteil des Motivational Interviewing und fokussiert darauf, den von der Klientin/dem Klienten geäußerten Change Talk zu fördern und die Änderungszuversicht zu stärken. Um die Veränderungsmotivation zu verstärken, werden unterschiedliche Techniken angewendet, die dazu anregen, sich mit der eigenen inneren Ambivalenz auseinanderzusetzen. Wenn die Klientin/der Klient Aussagen trifft, die dem Change Talk zuzuordnen sind, werden diese bekräftigt, indem um konkrete Ausführungen gebeten wird oder das bisher Gesagte gewürdigt und resümiert wird (Kröger et al. 2016).
4. Planung
   Die letzte Phase des Motivational Interviewings tritt ein sobald die Klientin/der Klient eine eindeutige Änderungsmotivation geäußert hat. In der Planungsphase wird daraufhin ein konkreter Änderungsplan erarbeitet und die Klientin/der Klient darin bestärkt, den Plan umzusetzen (Weigl & Mikutta 2019).

4.6.2 Techniken zur Durchführung des Motivational Interviewings

Für die Durchführung des Motivational Interviewing stehen eine Reihe an Techniken zur Verfügung (Weigl & Mikutta 2019, Kröger et al. 2016), die in den unterschiedlichen Phasen eingesetzt werden können:

- Das *reflektierende Zuhören* wird sowohl in der Phase des Beziehungsaufbaus als auch in der Evokation zur Förderung des Change Talks eingesetzt. Hierbei handelt es sich nicht nur um bloßes Zuhören, sondern um ein Zuhören im aktiven Sinne. Das bedeutet, dass die von der Klientin/von dem Klienten getätigten Äußerungen in eigenen Worten wiedergegeben werden. Hierbei werden die Äußerungen der Klientin/des Klienten interpretiert und zurückgespiegelt.
- In der Phase des Fokussierens eignet sich besonders die Methode des *Agenda-Mappings*. Diese Methode ist vor allem dann geeignet, wenn mehrere Problemfelder benannt wurden und ausgewählt werden soll, welches Problem vorrangig bearbeitet werden soll. Ähnlich wie bei einem Mindmap werden alle benannten Problembereiche verschriftlicht (z. B. auf einem Blatt Papier) und dann nacheinander betrachtet und mit der Patientin/dem Patienten gemeinsam priorisiert.

- Um die Veränderungsbereitschaft und Zuversicht einschätzen zu können und diese zu fördern, können *Ratingskalen* eingesetzt werden. Hierbei handelt es sich um einfache Instrumente, mit denen die Klientin/der Klient auf einer Skala von jeweils 0–10 (völlig unwichtig–sehr wichtig) die konkrete Ausprägung des Veränderungswunsches und der Zuversicht in die zukünftige Änderung einschätzt. Der Veränderungswunsch kann mit der Frage »Wie dringend/wichtig ist Ihnen, dass …?« und die Zuversicht mit der Frage »Wie zuversichtlich sind Sie, dass Sie die Änderung umsetzen werden?« erhoben werden. Die visualisierte Einschätzung der Klientin/des Klienten dient im weiteren Gesprächsverlauf dazu, mögliche Barrieren zu erkennen und zu erörtern. Zugleich ermöglicht dieses Vorgehen, die Klientin/den Klienten durch Bestätigungen in ihrer/ihrem Veränderungswunsch zu bestärken.
- Um Unterstützungsbedarf zu erkennen, kann eine *Exploration von Hindernissen* eingesetzt werden. Hierbei wird die Klientin/der Klient gebeten, zu überlegen und zu erzählen, was besonders schwierig in der Umsetzung der Verhaltensänderung erscheint bzw. woran die Umsetzung möglicherweise schon einmal gescheitert ist. Hierzu können adäquate Maßnahmen in der Änderungsplanung aufgenommen werden.

4.6.3 Erstellung eines Änderungsplans

Nachdem die Motivation zur Verhaltensänderung aufgebaut wurde, erfolgt im nächsten Schritt die Erstellung eines Änderungsplans. Das Vorgehen hierzu besteht aus mehreren Schritten:

1. Zunächst werden in einem ersten Schritt die konkreten Ziele festgelegt, die die Klientin/der Klient erreichen will.
2. In einem weiteren Schritt werden dann verschiedene Wege zur Zielerreichung gedanklich in Betracht gezogen. Hierbei geht es um die Frage, auf welchem Weg das Ziel erreicht werden soll und welche konkrete Unterstützung möglicherweise notwendig werden kann (z. B. Unterstützung durch Selbsthilfegruppe). Hierbei kann es sinnvoll sein, verschiedene Optionen und Möglichkeiten aufzuzeigen.
3. Im dritten Schritt wird dann gemeinsam mit der Klientin/dem Klienten der Plan festgelegt, mit dem das gewünschte Ziel erreicht werden soll. Hierzu ist es sinnvoll, den Änderungsplan gemeinsam schriftlich zu fixieren.

4.6.4 Anwendungsbereiche & Wirksamkeit

Motivational Interviewing ist wirksam

Motivational Interviewing wird in einer Vielzahl von Anwendungsbereichen eingesetzt. Die häufigsten Anwendungsgebiete finden sich im Bereich der Behandlung von riskantem Substanzkonsum (z. B. Alkohol, Tabak, illegale Drogen). Zur Wirksamkeit liegen mehrere Metaanalysen vor, die zeigen, dass diese Methode das Potenzial hat, Veränderungen im Verhalten zu erleichtern. Aus diesem Grund wurde das Motivational Interviewing u. a. bereits als wichtiger Baustein in die S3-Leitlinien zur Behandlung von Tabak- und alkoholbezogenen Störungen aufgenommen (Kröger et al. 2016).

Motivational Interviewing wird aber auch zunehmend bei Patientinnen und Patienten mit chronischen Erkrankungen (z. B. bei Diabetes Mellitus Typ 2) erfolgreich eingesetzt. Insbesondere bei Patientinnen und Patienten mit einer chronischen Herzinsuffizienz hat sich das Motivational Interviewing in quantitativen und qualitativen Untersuchungen als wirksam und hilfreich erwiesen. Die bisher hierzu durchgeführten quantitativen Untersuchungen zeigen, dass sich durch das Motivational Interviewing Verbesserungen in der Self-Care-Maintenance und im Self-Care-Management (Verbesserung der körperlichen Aktivität, Reduzierung der Trinkmenge) ergeben können (exemplarisch: Masterson-Creber et al. 2016, Riegel et al. 2017, Navidian et al. 2017).

Auch in einer qualitativen Untersuchung von Patientinnen und Patienten mit einer chronischen Herzinsuffizienz wurde deutlich, dass durch das Motivational Interviewing Veränderungen in der Aufrechterhaltung der Selbstfürsorge und im Selbstmanagement auftreten. Die einbezogenen Probandinnen und Probanden äußerten beispielsweise, dass sie zu Beginn der Intervention noch größere Schwierigkeiten gehabt hätten, den Sinn der ihnen empfohlenen Verhaltensweisen zu verstehen, diese umzusetzen (z. B. ihre Diät einzuhalten und den Salzkonsum zu reduzieren) und die auftretenden Symptome korrekt einzuschätzen (z. B. das Auftreten von Ödemen). Nach der Durchführung des Motivational Interviewings verbesserten sich die Aussagen zur Selbstfürsorge insofern, als dass die Probandinnen und Probanden angaben, ihre empfohlenen Diäten nun einzuhalten und sich selbst besser zu überwachen (z. B. durch regelmäßige Gewichtskontrollen). Zudem gaben sie an, eine verbesserte Symptomwahrnehmung an sich selbst festzustellen (beispielsweise das Auftreten von Ödemen) sowie eine verbesserte Symptomkontrolle durchzuführen (z. B. Einnahme eines anderen Diuretikums bei Auftreten von Ödemen).

4.7 Beratung

Beratung ist ein wichtiger Aufgabenbereich professioneller Pflege, für die entsprechende Kompetenzen benötigt werden (Koch-Straube 2000). In der praktischen Pflege gibt es sehr viele Anlässe, die einen Bedarf an Beratung nach sich ziehen. Dies wird insbesondere bei der häuslichen Pflege eines Familienmitgliedes deutlich, das pflegende Angehörige vor umfangreiche und wiederkehrende Anforderungen stellt (Büscher et al. 2016, S. 3). In Deutschland gab es im Jahr 2017 3,4 Millionen pflegebedürftige Menschen, von denen 1,7 Millionen ausschließlich durch pflegende Angehörige versorgt wurden. Ambulante Pflegedienste versorgen weitere 829.958

pflegebedürftige Menschen gemeinsam mit pflegenden Angehörigen (Statistisches Bundesamt 2019). Da der Verlauf einer Pflegesituation nur bedingt vorhersagbar ist, sind pflegende Angehörige und die pflegebedürftige Person mit andauernden Veränderungen und neuen Aufgaben konfrontiert. Büscher et al. (2016) führen an, dass den pflegenden Angehörigen nicht nur die Verantwortung über die praktische Betreuung abverlangt wird, sondern auch Entscheidungen über Inhalt, Ausmaß und Ausgestaltung der häuslichen Pflege. Häufig würde es an Wissen über Pflegeverläufe, Pflegetechniken, Entlastungsmöglichkeiten und Sozialleistungsansprüchen fehlen, die mit der Gefahr der gesundheitlichen Überlastung, Überforderung und Unsicherheit verbunden sein kann (ebd. S. 2). An dieser Stelle wird die Rolle von Beratung deutlich, die pflegende Angehörige in ihrer Kompetenz und in ihrem Wissen für eine gute Betreuung stärken sowie für Entlastung und Unterstützung sorgen kann.

Definition Beratung

Begleitung bei der Bewältigung von Problemen

Beratung ist ein Handlungsfeld in der Pflege, das mit neuen Herausforderungen verbunden ist. Engel und Sickendiek (2005) definieren Beratung als »professionell eigenständiges Hilfeangebot für KlientInnen in unterschiedlichen Lebenslagen und Problemsituationen« (ebd., S. 163). In den letzten Jahrzehnten hat sich ein eigenständiges Theorie- und Praxisfeld entwickelt, das über eigene entsprechende Profile verfügt, von unterschiedlichen Disziplinen beeinflusst wird und in verschiedene Handlungsfelder hineinwirkt. Im Gesundheitswesen kann davon ausgegangen werden, dass Beratung als Informieren weit verbreitet ist. Jedoch reicht Information häufig nicht aus, da sich die Ratsuchenden auch Unterstützung und sachkundige Begleitung bei der Bewältigung und Lösung von verschiedenen Problemlagen erhoffen (Engel & Sickendiek 2005). Eine solche Problemlage ist die Situation von pflegenden Angehörigen, die ein (chronisch) krankes Familienmitglied betreuen. In dieser Betreuungsform können sich unterschiedliche Anlässe zeigen, die eine Beratung erforderlich machen. Büscher et al. (2016) führen folgende Definition an:

»Beratung ist eine als Kurzzeitintervention konzipierte Unterstützung, die das Ziel verfolgt, Strategien zur Problemlösung zu entwickeln. Sie ist auf einen bestimmten Zeitraum bezogen und nicht dauerhaft angelegt.« (ebda. S. 10).

In den letzten Jahren wurden in der Pflegeversicherung verschiedene gesetzlich definierte Beratungs- und Informationsmöglichkeiten für pflegende Angehörige geschaffen, für die in Deutschland ein Rechtsanspruch besteht. Büscher et al. (2016, S. 3) führen unter anderem folgende Angebote an:

- Aufbau lokaler Infrastrukturen zur Pflegeberatung durch Pflegestützpunkte,
- Pflegekurse und individuelle häusliche Schulungen,
- Beratungsbesuch für Personen, bei denen ein erheblicher Bedarf an allgemeiner Beaufsichtigung und Betreuung besteht.

Das Beratungsangebot für pflegende Angehörige ist in Deutschland vielfältig. Das Zentrum für Qualität in der Pflege (ZQP) hat über 4.500 Beratungsangebote im Bereich Pflege identifiziert. Büscher et al. (2016) weisen darauf hin, dass neben Pflegestützpunkten auch Pflegekassen, ambulante Pflegedienste, kommunale Stellen oder Einrichtungen der Wohlfahrtspflege Beratung zu Fragen der Pflege, rechtlichen Fragestellungen und Pflegekurse für pflegende Angehörige anbieten. Beratung kann daher zur Stabilisierung der häuslichen Pflege maßgeblich beitragen.

Beratungsziele

Ein übergeordnetes Ziel von Beratung ist die Befähigung pflegebedürftiger Menschen und ihrer (pflegenden) Angehörigen, informierte Entscheidungen zur Bewältigung individueller Pflegesituationen treffen und in der Folge adäquat handeln zu können (Büscher et al. 2016, S. 11 f). Das konkrete Ziel der Beratung hängt dabei von individuellen Fragestellungen des Ratsuchenden ab (ebd.). Das können unter anderem sein:

- Reduktion von Überforderung und Hilflosigkeit,
- Informationen über Problemlösungsansätze und umsetzbare Interventionen,
- Erweiterung des persönlichen Wissens,
- Vertrauliche Besprechung einer individuellen Situation und damit verbundenen Ängsten und Sorgen,
- Beschaffung von Informationen, um auf eine potenzielle familiäre Pflegesituation vorbereitet zu sein (ebda. S. 11–12).

Den gesetzlichen Anforderungen an Beratung kommt eine zentrale Bedeutung zu. Im Rahmen der Pflegeversicherung zielen die Anforderungen darauf ab, pflegebedürftige Menschen und ihre Angehörigen dabei zu unterstützen, individuelle und passende Lösungen für die Ausgestaltung ihrer Lebens- und Versorgungssituation zu finden und so zur Stabilität und Qualitätssicherung der häuslichen Pflege beizutragen (Büscher et al. 2016, S. 12).

Beratungsprozess

Der Beratungsprozess ist das zentrale Element von Beratung (Büscher et al. 2016). Engel und Sickendiek (2005) zufolge ist das Verständnis von Beratung als Prozess ein wichtiger Punkt, mit dem Beratung professionell wird und sich von Informierung unterscheidet.

>»Der Begriff Prozess verweist dabei nicht nur auf den eigentlichen Beratungsprozess, der in mehreren Beratungsterminen bestehen kann, sondern auf die grundsätzliche Sichtweise, dass jeder beratende Kontakt Prozesscharakter hat und es Ausdruck von Beratungsprofessionalität ist, sich eben dieser Perspektive bewusst zu sein, Prozesse antizipieren zu können, sie gestalten und letztlich mit ihnen auch in

problematischen Situationen umgehen zu können. So enthält auch jeder Einzeltermin, der primär der Informierung dient, Prozesscharakter mit Blick auf die Auswirkung der gegebenen Information in der Lebens- und Alltagswelt des Ratsuchers und bewirkt auf diese Weise ›etwas‹ – geplant oder ungeplant.« (Engel & Sickendiek 2005, S. 164)

Beratung wird dann aktiv in Anspruch genommen, wenn eine Person ihr Problem nicht selbst lösen kann. Gründe dafür können fehlende Alltagskompetenzen, unzureichende Problemlösungsstrategien sowie Wissensdefizite sein. Im Kontext von chronischer Krankheit, Pflegebedürftigkeit und Langzeitversorgungen können diese in vielfältiger Weise auftreten. Beratungsinterventionen verstanden als Dienstleistungen, die sich an einer konkreten Lebenssituation, einem individuellen Problem orientieren und sich der Unterstützung kognitiver, emotionaler und handlungsorientierter Problembewältigung bedienen, setzen genau hier an (Büscher et al. 2016, S. 15). Dabei können unterschiedliche Ansätze einer Prozessberatung angewendet werden. Büscher et al. (2016) führen die lösungsorientierte Beratung, die systemische Organisationsberatung oder die nicht-direktive Beratung nach Carl Rogers an (ebd. S. 15). Diese folgen in der Gestaltung des Beratungsprozesses den individuellen Schwerpunkten ihres jeweiligen Ansatzes, dem meist ein Problemlösezyklus zugrunde liegt. Büscher et al. (2016) geben an, dass dieser Zyklus durch Erläuterungen zur Haltung, zum Beratungsverständnis und den Beratungsmethoden ergänzt wird, sich jedoch nur bedingt standardisieren lässt. Schließlich betonen Büscher et al. (2016), dass der Beratungsprozess maßgeblich durch die Haltung und das Beratungsverständnis der Beraterinnen und Berater beeinflusst wird. Sie führen Feinfühligkeit, Achtsamkeit, emotionale Zustimmung und die Bereitschaft, die pflegebedürftige Lebensphase anzuerkennen an, dies sei dabei ebenso grundlegend wie die Akzeptanz unterschiedlicher Lebensentwürfe und eine wertfreie Zuwendung.

Phasen des Beratungsprozesses

Der Beratungsprozess besteht aus vier Phasen, nämlich der Kontaktaufnahme und Orientierungsphase, Klärungsphase, Veränderungsphase und Abschlussphase (Büscher et al. 2016, S. 16–17).

Kontaktaufnahme und Orientierungsphase: Dem Erstkontakt kommt in der Beratung und für den weiteren Prozess eine zentrale Stellung zu. Unter anderem bedarf es einer Verständigung über das Ziel, der Gestaltung des Prozesses und über die Rollen der Beteiligten. Es ist wichtig, den Ratsuchenden die Arbeitsweise, die Intention der Beratung vorzustellen, Verständnis für die Situation zu signalisieren und Fachkompetenz zu zeigen.

Klärungsphase: Diese Phase beginnt mit einer Erzählaufforderung an den Ratsuchenden, die durch die Beraterin/den Berater visualisiert bzw. auf bestimmte Aspekte fokussiert wird. Unterschiedliche Methoden bzw. gezielte Fragen tragen zur Klärung der Situation bzw. der Problemstellung bei. Die Verantwortung für den Prozess, der ohne Wertungen bzw. persönliche Einstellungen erfolgt, liegt bei der Beraterin/beim Berater. Nach Abschluss dieser Phase liegt eine Klärung im Hinblick auf den präzisen Inhalt und die Ziele der Beratung vor.

Veränderungsphase: Hier werden auf den Ergebnissen der Klärungsphase konkrete Veränderungen bzw. Interventionen initiiert. Dazu werden, ggf. methodengestützt, kreative Lösungsmöglichkeiten gesammelt und Ressourcen analysiert. Hier kann der Beratende in der Rolle des Experten Handlungsmöglichkeiten aufzeigen, die bislang unberücksichtigt blieben. Zudem werden Alternativen betrachtet und zur Diskussion gestellt, wobei die Bewertung dem Ratsuchenden obliegt. In dieser Phase kann auch die Umsetzung und Erprobung der Lösungsansätze erfolgen.

Abschlussphase: Auf die Umsetzung folgt ein Abschluss der Beratung. Diese Phase ist ähnlich bedeutsam wie die Kontaktaufnahme und Orientierungsphase, da der Ratsuchende bestärkt und mit einem Gefühl von Sicherheit und Selbstvertrauen in seine Lebenswirklichkeit »entlassen« werden sollte. Dabei ist ein Abschluss auf der Beziehungsebene wie auf der inhaltlichen Ebene gleichermaßen notwendig. Das Ergebnis eines Beratungsprozesses kann sehr unterschiedlich ausfallen und kann in einem persönlichen Handlungsplan, praktischer Handlungssicherheit oder Nutzung bislang ungenutzter Ressourcen bestehen. Entscheidend ist, dass der Ratsuchende ein konkretes Ergebnis hat, das er umsetzen kann. Mit einer Verständigung über den Abschluss der Beratung endet der Prozess.

HUGADO-Modell

Wenn hilfe- und pflegebedürftige Menschen und ihre pflegenden Angehörigen sich in Problemlagen wiederfinden, die sie ohne Unterstützung anderer nur unzureichend oder nicht mehr bewältigen können, werden Entscheidungen notwendig, die die weitere Stabilität häuslicher Pflege gewährleisten soll. Hierzu kann es notwendig werden, weitere Unterstützungen, wie z. B. ambulante Pflegedienste, in Anspruch zu nehmen.

Während in anderen Beratungsansätzen (z. B. verhaltensorientierte oder personzentrierte Ansätze) eine Person beraten wird, steht in der systemischen Beratung nicht nur das einzelne Individuum, sondern sein komplettes soziales System in Zentrum (Hummel-Gaatz & Doll 2007, S. 21). Vor allem in der ambulanten Pflege können verschiedene Verhaltensweisen beobachtet werden, die ein Verständnis des sozialen Systems erfordern. Hummel-Gaatz und Doll (2007) führen an, dass durch die Klärung der Systembeziehungen bzw. Veränderung der Relationen im sozialen Gefüge die Stabilität des ganzen Systems angestrebt wird, wobei die Beraterin bzw. der Berater den Grundsatz der Allparteilichkeit (gleichmäßige Äquidistanz zu allen Parteien; Wahrung der Perspektive der Einzelnen) zu wahren habe (ebd. S. 21).

Beratung als Wechselwirkung zwischen Patientinnen/Patienten und Betreuungsteam

Häusliche Betreuungssituationen können als ein System betrachtet werden, das auf der einen Seite aus der pflegebedürftigen Person und dem pflegenden Angehörigen, auf der anderen Seite aus dem therapeutischen Team (professionelle Pflegepersonen, Ärztinnen und Ärzte, Physiotherapeutinnen und Physiotherapeuten etc.) besteht. Im systemischen Beratungsansatz werden die *Lebenswelt und die Biografie* der pflegebedürftigen Person und seiner pflegenden Angehörigen einbezogen. Im Fokus stehen nicht nur die Neuorientierung des Betroffenen selbst, sondern die Veränderungen im Alltag seines ganzen (familiären) Umfeldes. Das Ziel des systemischen Beratungsansatzes sind konkrete Lösungen für das gesamte System, die vorhandene Ressourcen, Optionen und Handlungsmöglichkeiten einschließen (Hummel-Gaatz & Doll 2007, S. 21–22). Auf dieser Basis haben Hummel-Gaatz und Doll (2006) ein systemisches Beratungsmodell (HUGADO) beschrieben, in welchem das Beratungsgeschehen als Wechselwirkung zwischen den Systemen »*Lebenswelt Patient*« und »*Betreuungsteam*« betrachtet wird. Beide Systeme sind in politische und gesellschaftliche Rahmenbedingungen eingebettet (Hummel-Gaatz & Doll 2007) (▶ Abb. 4.3: Systemisches Betreuungsmodell HUGADO).

Bio-, psycho-, sozio-, spiritueller Ansatz

Patientinnen und Patienten lassen sich als bio-psycho-sozio-spirituelle Wesen beschreiben. Doll und Hummel-Gaatz (2006) führen an, dass beispielsweise eine Tumorerkrankung sich auf alle vier Dimensionen auswirkt und sich daraus Beratungsanlässe in allen Dimensionen ergeben können. Eine weitere wichtige Komponente im System »*Lebenswelt Patient*« stellt die Bezugsperson bzw. der pflegende Angehörige dar, auf die sich diese Dimensionen ebenfalls auswirken, das Interaktionsspektrum verändern und daher Unterstützung und Beratung benötigen (Doll & Hummel-Gaatz 2006, S. 212). Die Interaktionen zwischen der Pflegekraft des »*Betreuungssystems*« und dem System »*Lebenswelt Patient*« stellt der Beratungsprozess dar, der als dynamisch und interdependent zu betrachten ist. Doll und Hummel-Gaatz (2006) zufolge resultieren Beratungsanlässe nicht nur aus originären Pflegehandlungen zwischen Pflegekraft und Patientin bzw. Patient und Bezugsperson, sondern können sich auch auf Interaktionen zwischen Mitgliedern des therapeutischen Teams (z. B. Ärztinnen und Ärzte) und die Patientin/den Patienten und ihren Bezugspersonen bzw. pflegenden Angehörigen beziehen. Hier nehmen Pflegekräfte eine Dolmetscherfunktion bezogen auf Diagnose und Therapie ein. Weitere Beratungsanlässe sind mit dem Entlassungs- und Versorgungsmanagement verknüpft.

4.7 Beratung

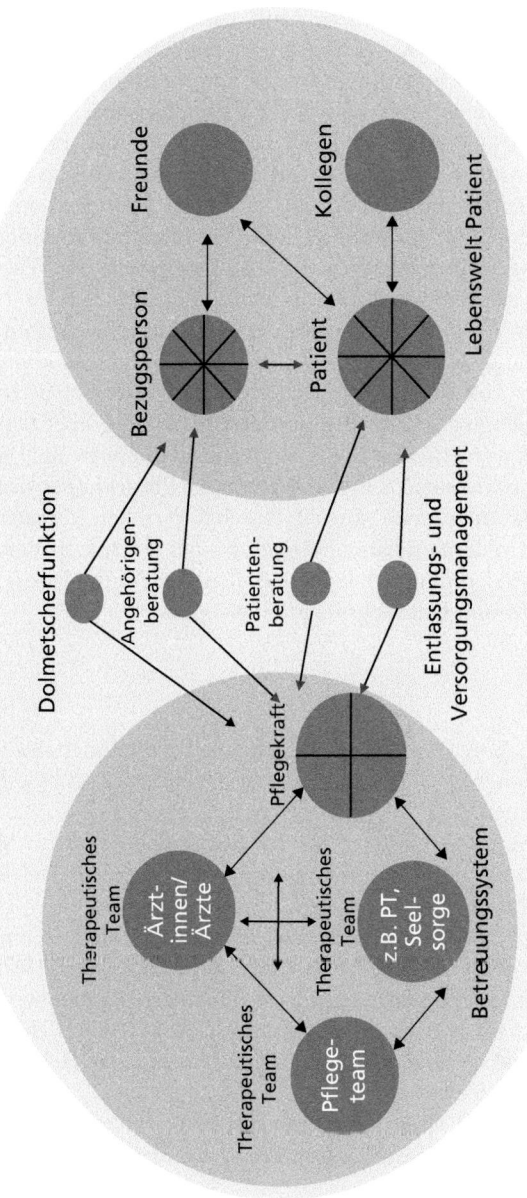

Abb. 4.3: Systemisches Beratungsmodell HUGADO (Doll & Hummel-Gaatz 2006, S. 212)

4.8 Fazit

Die Self-Care-Theorie bei chronischen Erkrankungen beschreibt Verhaltensweisen und Prozesse, die Menschen mit einer chronischen Erkrankung anwenden. Das Ziel des Kapitels Self-Care-Support war, unter anderem Maßnahmen darzustellen, die Menschen in ihrem Selbstmanagement unterstützen. Self-Care dient der individuellen Selbstfürsorge und wird von unterschiedlichen kulturellen Faktoren beeinflusst. Jedoch beinhaltet Self-Care darüber hinaus die Förderung von Verhaltensweisen, die die Wiedererlangung von Selbstständigkeit chronisch kranker Menschen ermöglichen und soll in der Folge zur Aufrechterhaltung der relativen Gesundheit dieser Menschen beitragen. Dazu wurden die Schlüsselelemente der Theorie und beeinflussende Faktoren vorgestellt. Es wurde gezeigt, dass für chronisch kranke Menschen die Vermittlung und das Verständnis von Informationen, aber auch Handlungspläne von hoher Bedeutung sind. Diese können unter anderem in Form von Patientenlogbüchern in der Praxis eingesetzt werden. Eine Methode, die sowohl in der Beratung als auch in der Förderung von Self-Care angewendet werden kann, ist das Motivational Interviewing. Das Kapitel schließt mit einem wichtigen Aufgabenbereich von Pflegekräften, nämlich der Beratung ab. Davon können sowohl einzelne Personen als auch soziale Systeme, wie sie in der familiären Betreuung eines erkrankten Familienmitgliedes gegeben sind, profitieren. Es ist zu hoffen, dass die Förderung von Self-Care in die Pflege- und Beratungspraxis Eingang findet.

Lernaufgaben

1. Welche Maßnahmen werden im Allgemeinen im Rahmen der Selbstfürsorge von Menschen angewendet, die der Prävention und Gesundheitsförderung dienen?
2. Welche Interventionen können für den Self-Care-Support für Menschen mit einer chronischen Erkrankung angewendet werden? Welche Strategien werden hiermit verfolgt?
3. Überprüfen Sie eine selbstgewählte Patienteninformation (z. B. einen Flyer) mit Hilfe der Wittener Liste im Hinblick auf ihre Eignung. Würden Sie diese Patienteninformation an eine Patientin/einen Patienten weitergeben?
4. Suchen Sie im Internet nach *Stoplight Action Plans* sowie nach individualisierten Patientenlogbüchern für Menschen mit einer Herzinsuffizienz und vergleichen Sie diese miteinander.
5. Was ist das Ziel des Motivational Interviewings und welche Basistechniken werden dazu im Beratungsgespräch verwendet?

Reflexionsfragen

1. Überlegen Sie, wie Ihre eigene Selbstfürsorge durch situationsspezifische Faktoren beeinflusst wird. Fallen Ihnen hierfür konkrete Beispiele ein?

2. Wenn Sie an das eingangs vorgestellte Fallbeispiel denken: Welche konkreten Maßnahmen des Self-Care-Supports würden Sie für Herrn R. auswählen?
3. Denken Sie einmal über Ihre bisherigen praktischen Ausbildungseinsätze nach. Fallen Ihnen Patientinnen oder Patienten ein, bei denen das Motivational Interviewing gut eingesetzt hätte werden können?

Literatur

Arnold J, Emme von der Ahe H, Hermsen T & Löcherbach P (2014). Effektivität und Effizienz des Case Managements in der ambulanten, sektorübergreifenden Basisversorgung Demenzerkrankter. In: CaseManagement. 11. Jg., Heft 1, 31–38

Benthin F (2013). epd4all. Modulares elektronisches Patiententagebuch für die häufigsten Volkskrankheiten. (http://blog.benthifa.de/uploads/epd4all-Modulares.elektronisches.Patiententagebuch.fuer.die.haeufigsten.Volkskrankheiten.pdf; Zugriff am 20.01.2020)

Büscher A, Oetting-Roß C & Sulmann D (2016). Qualitätsrahmen für Beratung in der Pflege. Zentrum für Qualität in der Pflege (Hrsg.)(2016). 1. Auflage, Berlin: zwoplus

da Silva D (2011). Evidence: Helping people help themselves. A review of the evidence considering whether it is worthwhile to support self management. The Health Foundation: London (https://www.health.org.uk/sites/default/files/HelpingPeopleHelpThemselves.pdf; Zugriff am 04.01.2020)

DiCenso A, Guyatt G & Ciliska D (2005). Evidence-based nursing: A guide to clinical practice. St. Louis; MO: Elsevier Mosby

Doll A & Hummel-Gaatz S (2006). Lernfeld Beratung in der Pflege. Umsetzung des Lernfeldkonzeptes in der Fachweiterbildung für onkologische Pflege. In: PrinterNet. 8. Jg., Heft 4, 206–217

Edwards A L (2013). Asthma Action Plans and Self-Management: Beyond the Traffic Light. In: The Nursing clinics in North America. 48. Jg., Heft 1, 47–51

Emme von der Ahe H (2011). Logbuch Demenz. Schnittstellenmanagement und Angehörigen-empowerment in der Betreuung von Menschen mit Demenz. In: Pro Alter. 43. Jg., Heft Juli/August, 43–46

Engel F & Sickendiek U (2005). Beratung - ein eigenständiges Handlungsfeld mit neuen Herausforderungen. In: Pflege & Gesellschaft. 10.Jg., Heft 4, 163–171

Haslbeck J W & Schaeffer D (2007). Selbstmanagementförderung bei chronischer Krankheit: Geschichte, Konzept und Herausforderungen. In: Pflege. 20 Jg., Heft 2, 82–92

Hummel-Gaatz S & Doll A (2007). Themenbereich 3: Analyse und Vorschläge für den Unterricht. In: A. Warmbrunn (Hrsg.)(2007). Unterstützung, Beratung und Anleitung in gesundheits- und pflegerelevanten Fragen fachkundig gewährleisten. S. 16-25. 1. Auflage. München: Urban & Fischer

Ko H, Turner T, Jones C & Hill C (2010). Patient-held medical records for patients with chronic disease: a systematic review. In: Quality & safety in health care. 19. Jg., Heft 5, 19:e41

Koch-Straube U (2000). Beratung in der Pflege - eine Skizze. In: Pflege & Gesellschaft. 5.Jg., Heft 1, 1–3

Körkel J & Veltrup C (2003): Motivational Interviewing: Eine Übersicht. In: Suchttherapie. 5. Jg., Heft 4, 115–124

Kröger C B, Velten-Schurian K & Batra A (2016). »Helping people change«. Motivierende Gesprächsführung zur Aktivierung von Verhaltensänderungen. In: DNP - Der Neurologe & Psychiater. 17. Jg., Heft 9, 50–58

Masterson-Creber R, Patey M, Lee C S, Kuan A, Jurgens C & Riegel B (2016). Motivational interviewing to improve self-care for patients with chronic heart failure: MITI-HF randomized controlled trial. In: Patient Education and Counseling. 99 Jg., Heft 2, 256–264

Miller R M & Rollnick S (2002). Motivational Interviewing. 2. Auflage., New York und London: The Guilford Press

Miller R M & Rollnick S (2015). Motivational Interviewing. 3. Auflage., Freiburg im Breisgau: Lambertus-Verlag

Montell A (2019). A Fascinating Look at What »Self-Care« Means Around the World. (https://www.byrdie.com/self-care-ideas-around-the-world; Zugriff am 23.11.2019)

National Health Service (2003). Patient-held records toolkit. (online verfügbar unter: https://www.qualitasconsortium.com/index.cfm/reference-material/service-transformation/patient-held-records-toolkit; letzter Zugriff: 20.02.2020)

Navidian A, Mobaraki H & Shakiba M (2017). The effect of education through motivational interviewing compared with conventional education on self-care behaviors in heart failure patients with depression. In: Patient Education and Counseling. 100. Jg., Heft 8, 1499–1504

Omisakin F D & Ncama P (2011). Self, self-care and self-management concepts: implications for self-management education. In: Educational Research. 2. Jg., Heft 12, 1733–1737

Richard A A & Shea K (2011). Delineation of Self-Care and Associated Concepts. In: Journal of Nursing Scholarship. 43. Jg., Heft 3, 255–264

Riegel B, Dickson V V & Faulkner K M (2016). The The Situation-Specific Theory of Heart Failure Self-Care. Revised and Updated. In: Journal of Cardiovascular Nursing. 31. Jg., Heft 3, 226–235

Riegel B, Dickson V V, Garcia L E, Creber R M & Streur M (2017). Mechanisms of change in self-care in adults with heart failure receiving a tailored, motivational interviewing intervention. In: Patient Education and Counseling. 100 Jg., Heft 2, 283–288

Riegel B, Jaarsma T & Strömberg A (2012). A middle-range theory of self-care of chronic illness. In: Advances in Nursing Science. 35. Jg., Heft 3, 194–204

Sartain S A, Stressing S & Prieto J (2014). Patients' views on the effectiveness of patient-held records: a systematic review and thematic synthesis of qualitative studies. In: Health Expectations. 18. Jg., Heft 6, 2666–2677

Schaeffer D & Moers M (2014). Bewältigung chronischer Krankheiten – Herausforderungen für die Pflege. In: Schaeffer D & Wingenfeld K (Hrsg.). Handbuch Pflegewissenschaft. Weinheim und Basel: Beltz Juventa, S. 329–363

Stemmer R (2003). Pflegetheorien und Pflegeklassifikationen. In: Pflege und Gesellschaft. 8. Jg., Heft 2, 51–58

Tang P C, Ash J S, Bates D W & Overhage J M (2006). Personal Health Records: Definitions, Benefits, and Strategies for Overcoming Barriers to Adoption. In: Journal of the American Medical Informatics Association. 13. Jg., Heft 2, 121–126

Weigl T & Mikutta J (2019). Motivierende Gesprächsführung. Eine Einführung. Wiesbaden: Springer

Zegelin A (2018). Schriftliche Patienteninformationen besser machen. In: »Thema im Fokus« der Stiftung Dialog Ethik. (https://patientenedukation.de/sites/default/files/downloads/2019/presse/TiF-138_Patienteninformationsmaterial-pages-18-19.pdf; Zugriff am 04.01.2020)

Zum Weiterlesen

Hummel-Gaatz S. & Doll A. (2007). Themenbereich 3: Analyse und Vorschläge für den Unterricht. In: Warmbrunn A. (Hrsg.)(2007). Unterstützung, Beratung und Anleitung in gesundheits- und pflegerelevanten Fragen fachkundig gewährleisten. S. 16–25. 1. Auflage. München: Urban & Fischer

Weigl T & Mikutta J (2019). Motivierende Gesprächsführung. Eine Einführung. Wiesbaden: Springer.

5 Pflegegeleitete Entscheidungsberatungen

Matthias Mertin, Irene Müller

In den vorangegangenen Kapiteln wurde deutlich, dass chronisch kranke Menschen mit vielen gesundheitlichen Veränderungen konfrontiert sind, an die sie ihr Verhalten und ihren Alltag anpassen müssen. Sie müssen diese Veränderungen erkennen und Entscheidungen darüber treffen, welche Vorgehensweisen nun für sie die richtigen sind. Es ist auch deutlich geworden, dass chronisch kranke Menschen diese Entscheidungen häufig nicht allein fällen können, sondern Unterstützung dabei benötigen. Das ist insbesondere dann der Fall, wenn es einerseits mehrere Therapieoptionen und damit mehrere Behandlungsmöglichkeiten gibt und andererseits wenig Zeit für das Einholen sowie die Bewertung der verschiedenen Informationen, das Abwägen der Vor- und Nachteile der jeweiligen Vorgehensweise und das Nachdenken über die individuell bevorzugte Therapiemöglichkeit zur Verfügung steht. Daher können Entscheidungen für die betroffenen Menschen sehr schwer sein, da sie mit Unsicherheiten verbunden sind. Mehrere Behandlungs- oder Entscheidungsmöglichkeiten können mit einem potenziellen Nutzen, aber auch mit Risiken oder Nachteilen verbunden sein. Wenn Menschen damit konfrontiert sind, dass es mehrere Entscheidungsmöglichkeiten gibt und davon nicht eine als die beste Lösung gilt, führt dies zu einem inneren Konflikt, der auch als Entscheidungskonflikt bezeichnet wird. Eine Möglichkeit, chronisch kranke Menschen auf dem Weg zu der für sie individuell präferierten Entscheidung zu begleiten, stellen pflegegeleitete Entscheidungsberatungen (Decision Coachings) dar. Eine Aufgabe von Pflege kann in diesem Kontext sein, Menschen in Entscheidungskonflikten dabei zu helfen, zu einer individuell richtigen Entscheidung zu gelangen, das heißt, die zur Verfügung stehenden Optionen mit den individuellen Werten und Überzeugungen abzugleichen und auf dieser Basis die richtige Entscheidung zu treffen.

Das vorliegende Kapitel widmet sich deshalb zunächst einer Einführung in das Konzept der informierten partizipativen Entscheidungsfindung. Im Anschluss daran werden Projekte vorgestellt, in denen Pflegefachkräfte im Rahmen von pflegegeleiteten Entscheidungsberatungen die Rolle von Decision Coaches eingenommen und Patientinnen und Patienten bei schwierigen Behandlungsentscheidungen begleitet haben. Davon ausgehend wird skizziert, dass das Konzept des Decision Coachings auch auf Entscheidungskonflikte, die im Rahmen von Fragen der pflegerischen Versorgung auftreten, auf die in Deutschland zur Verfügung stehenden Pflegeberatungen übertragen werden kann.

5.1 Praxisbeispiel

Andrea B. befindet sich im fünften Semester ihres dualen Bachelorstudiums Gesundheits- und Krankenpflege. Aktuell absolviert sie einen praktischen Einsatz auf einer diabetologischen Station in einem Krankenhaus. Seit einigen Tagen betreut Andrea mit ihrer Praxisanleiterin eine Patientin, bei der erst vor kurzem ein Typ-2-Diabetes Mellitus diagnostiziert wurde. Frau E. ist 48 Jahre alt, leicht übergewichtig (Body-Mass-Index: 27) und hat aufgrund eines erhöhten LDL-Cholesterinspiegels von 130 mg/dl ein erhöhtes Risiko für das Auftreten von kardiovaskulären Erkrankungen. Im Rahmen ihres Krankenhausaufenthaltes wurde der Typ-2-Diabetes Mellitus erstmalig diagnostiziert und Frau E. wurde durch die behandelnde Stationsärztin darüber aufgeklärt. Als Andrea der Patientin ihre neu verordneten Medikamente bringt, kommen die beiden ins Gespräch, weil Frau E. einen betrübten Eindruck macht. Andrea erkundigt sich nach ihrem Befinden und Frau E. berichtet, dass sie das Aufklärungsgespräch als nicht gelungen betrachtet. Während des Gesprächs sei ihr mitgeteilt worden, dass sie aufgrund ihres erhöhten Blutzuckerspiegels ein Medikament mit dem Wirkstoff Metformin einnehmen solle. Die Ärztin habe sich insgesamt wenig Zeit für ihre Fragen genommen und nur mitgeteilt, dass Frau E. rasch Gewicht abnehmen und sich deutlich mehr bewegen solle oder sie müsse dauerhaft medikamentös behandelt werden. Der dauerhaften Einnahme von Medikamenten ist Frau E. eigentlich eher abgeneigt, da sie auch schon gehört habe, dass solche Medikamente mit Nebenwirkungen einhergehen können. Da aber die Ärztin darauf bestanden habe, nehme sie das Medikament jetzt ein. Grundsätzlich frage sie sich aber, ob der Blutzuckerspiegel nicht auch anderweitig kontrolliert werden könne. Andrea geht nachdenklich aus dem Gespräch und fragt sich, ob es nicht sinnvoll gewesen wäre, Frau E. ausführlicher zu beraten und ob es nicht Möglichkeiten gäbe, Frau E. besser in die Entscheidung über die Behandlung einzubeziehen.

5.2 Informierte partizipative Entscheidungsfindung

Gesundheitliche Verbesserungen

Verbesserte Hygiene- und verbesserte soziale Lebensbedingungen führten in der ersten Hälfte des 20. Jahrhunderts zu einem Rückgang der Säuglings- und Kindersterblichkeit. Ein großer Teil der Bevölkerung in den Industrieländern erreichte vor allem in der zweiten Hälfte des 20. Jahrhunderts Wohlstand. Ein weiterer wesentlicher Fortschritt wurde durch die Einführung von Impfungen, wie gegen Poliomyelitis oder Masern, erreicht. Im

Verlauf des letzten Jahrhunderts vollzog sich in den Industrieländern ein grundlegender Wandel des Krankheitsspektrums. Während Infektionskrankheiten an Bedeutung verloren, bestimmen zunehmend chronische Erkrankungen das Krankheitsgeschehen und haben die akuten Infektionskrankheiten als häufigste Todesursache abgelöst (Prütz et al. 2014, S. 113). Diese Entwicklungen haben insgesamt zu einem Anstieg der Lebenserwartung geführt. Mit zunehmendem Alter steigen Gesundheitsprobleme wie auch chronische Erkrankungen deutlich an. Das Robert Koch-Institut gibt dazu an, dass diese Menschen vor allem an Erkrankungen des Herz-Kreislauf-Systems, Krebserkrankungen, chronischen Lungenerkrankungen, Muskel-Skelett-Erkrankungen und Diabetes mellitus leiden (RKI 2015, S. 411).

Insbesondere in den letzten Jahrzehnten erweiterten sich die Therapieoptionen in der Behandlung von verschiedenen Erkrankungen. Das Spektrum pharmakologischer, chirurgischer, radiologischer und bildgebender Diagnostik- und Therapiemöglichkeiten hat stark zugenommen. Die technischen Entwicklungen ermöglichen beispielsweise eine minimalinvasive Diagnostik und Therapie im Rahmen einer Herzkatheteruntersuchung und einer gleichzeitigen Positionierung von Stents. Der wissenschaftliche Fortschritt in vielen Bereichen der Medizin und Pflege hat dazu geführt, dass evidenzbasierte Interventionen zur Verfügung stehen. Es ist davon auszugehen, dass diese Entwicklung auch in Zukunft anhalten wird. Je mehr Behandlungsmöglichkeiten es für eine Vielzahl von Erkrankungen gibt, desto mehr sind die betroffenen Patientinnen und Patienten gezwungen, eine Entscheidung zu treffen. Durch die zunehmenden Wahlmöglichkeiten zwischen verschiedenen Behandlungsoptionen, die sich hinsichtlich Ergebnis, Risiken und Nutzen stark unterscheiden können, werden diese Entscheidungen deutlich schwieriger. Relevant wird dies insbesondere bei schwerwiegenden, potenziell lebensbedrohlichen sowie chronischen Erkrankungen. Die Perspektive des Patienten, seine Vorstellungen und Werte, seine Risikobereitschaft und sein Sicherheitsbedürfnis sollten daher auch aus ethischen Gründen berücksichtigt werden (Bieber et al. 2017). Diese komplexe Ausgangslage kann zu Verunsicherung der Patientinnen und Patienten über die Vorgehensweise führen, wenn die Wahl zwischen konkurrierenden Interventionen, damit verbundenen Risiken und individuellen Wertvorstellungen getroffen werden muss. Im Pflegeklassifikationssystem der North American Nursing Diagnosis Association (NANDA) ist dafür die Pflegediagnose »Entscheidungskonflikt« anwendbar.

Schwierige Entscheidungen

5.2.1 Die Pflegediagnose »Entscheidungskonflikt«

Die Pflegediagnose »Entscheidungskonflikt« der NANDA definiert das beschriebene Problem folgendermaßen: »Unsicherheit über die Vorgehensweise, wenn die Wahl zwischen konkurrierenden Handlungen Risiko, Verlust und Infragestellung von Werten und Glauben beinhaltet« (Doenges et al. 2018, S. 318). Ursächlich hierfür können beispielsweise laut NANDA die folgenden Faktoren sein: die Unklarheit über eigene persönliche Werte

Pflegediagnose

oder Überzeugungen, eine wahrgenommene Bedrohung des eigenen Wertesystems, die Unerfahrenheit mit Entscheidungsfindungen, unzureichende oder sich widersprechende Informationen. Subjektive Merkmale, die anzeigen können, dass ein Entscheidungskonflikt vorliegt, können beispielsweise eine geäußerte Unsicherheit oder auch Distress bei der Entscheidungsfindung sein. Objektiv kann sich der Entscheidungskonflikt darin zeigen, dass über längere Zeit zwischen verschiedenen Wahlmöglichkeiten geschwankt wird oder sich die zu treffende Entscheidung verzögert (Doenges et al. 2018). Eine Aufgabe von Pflege kann in dieser Situation sein, dabei zu helfen, zu einer für den betroffenen Menschen guten Entscheidung zu gelangen. Zu den Pflegeprioritäten zählen das Erkennen des Entscheidungskonfliktes sowie das Einschätzen der ursächlichen und beeinflussenden Faktoren sowie die Unterstützung bei der Entscheidungsfindung.

Um das Ausmaß eines Entscheidungskonflikts und Interventionsmöglichkeiten einschätzen zu können, empfiehlt Carpenito (2013) die Erhebung subjektiver Daten im Gespräch mit dem/der Pflegebedürftigen. Hilfreich hierzu können beispielsweise Fragen sein wie:

- »Erzählen Sie mir doch etwas über die Entscheidung, die Sie treffen müssen.
- Wie würden Sie Ihre übliche Methode der Entscheidungsfindung beschreiben?
- Wie möchten Sie in die Entscheidungsfindung einbezogen werden?
- Wie fühlen Sie sich, wenn Sie über die Entscheidung nachdenken, die Sie treffen müssen?
- Warum ist dies eine belastende Entscheidung für Sie?
- Welche Dinge sind Ihnen bei der Entscheidung unangenehm?
- Wie sind Sie in der Vergangenheit zu Entscheidungen gekommen, die ein positives Ergebnis hatten?
- Welche Entscheidungen haben Sie getroffen, bei denen Sie sich sicher fühlten?
- Wenn Sie eine Entscheidung treffen, tun Sie sie allein oder binden Sie gerne andere Personen ein? Wenn ja, wer tut das?« (Carpenito 2013, S. 226)

Assessmentinstrument

Um das Ausmaß eines Entscheidungskonflikts erheben zu können, steht zudem ein validierter Fragebogen zur Verfügung. Der Fragebogen (Decisional Conflict Scale) wurde 1995 entwickelt, um die Unsicherheit in Bezug auf eine zu treffende medizinische Entscheidung messen zu können. Die Originalskala wurde in mehr als 30 Studien für verschiedene Entscheidungssituationen genutzt und nach einer empirischen Untersuchung modifiziert (Garvelink et al. 2019). Mittlerweile liegt die Decisional Conflict Scale auch in einer deutschen Übersetzung vor, wurde in einer Validierungsstudie getestet und kann für den Einsatz in der Praxis empfohlen werden. Dem Konstrukt des Entscheidungskonflikts folgend bildet die Skala in 16 Items drei unterschiedliche Bereiche ab: Unsicherheit, ausgewählte Faktoren, die zur Unsicherheit beitragen und die Wahrnehmung einer effektiven Entscheidungsfindung. Der Fragebogen kann auf der Webseite https://decisio naid.ohri.ca/docs/develop/Tools/DCS_German.pdf eingesehen werden.

Als pflegerische Maßnahme wird von der NANDA-Klassifikation der Pflegeinterventionen die *Entscheidungsfindungsunterstützung* empfohlen, indem für Informationen und Unterstützung für einen Patienten/eine Patientin gesorgt wird, damit dieser/diese eine Entscheidung treffen kann (Bulecheck et al. 2016). Je nach Ursache des Entscheidungskonfliktes kommen unterschiedliche Interventionen in Betracht:

- Wenn eine Unsicherheit oder wenig Erfahrung in Entscheidungsfindungen vorliegt, können zurückliegende Entscheidungsfindungen reflektiert und wichtige Bezugspersonen in die Entscheidung einbezogen werden. Zudem kann der Pflegebedürftige/die Pflegebedürftige dazu ermutigt werden, sich mit der zu fällenden Entscheidung Zeit zu lassen.
- Bei Vorliegen eines Wertekonfliktes sollten die zugrundeliegenden Werte reflektiert und der Pflegebedürftige/die Pflegebedürftige dazu ermutigt werden, seine/ihre Entscheidung auf der Basis der persönlich wichtigsten Werte zu treffen. Diese Entscheidung sollte dann unterstützt werden, auch wenn sie im Kontrast zu den Werten der Pflegefachkraft steht.
- Für den Fall, dass für die zu treffende Entscheidung ungenügende oder nicht ausreichende Informationen vorliegen, sollte darüber informiert werden, dass es ein Recht auf ausreichende Informationen gibt, diese Informationen sollten vollständig vermittelt und der/die Pflegebedürftige zu einer partizipativen Entscheidungsfindung ermutigt werden (Carpenito 2013).

5.2.2 Partizipative Entscheidungsfindung

Im Kontext der Entscheidungsfindung werden verschiedene Begriffe verwendet, die eine ähnliche Bedeutung haben, wie z. B. Shared Decision Making, partizipative Entscheidungsfindung, informierte gemeinsame Entscheidungsfindung, Informed Shared Decision Making. Gemeinsam ist diesen Begriffen, dass Patientinnen und Patienten auf der Basis dieses gemeinsamen Entscheidungsfindungsprozesses schließlich eine informierte Entscheidung treffen können. Das Konzept der informierten gemeinsamen Entscheidungsfindung (ISDM) sieht vor, dass das Behandlungsteam den Patientinnen und Patienten evidenzbasierte Entscheidungshilfen über die Erkrankung, deren Verlauf ohne Behandlung und die einzelnen Behandlungsmöglichkeiten zur Verfügung stellt (Berger-Höger & Steckelberg 2019). Shared Decision Making zielt auf gegenseitige Information und Gleichberechtigung bei der Entscheidungsfindung zwischen Patientinnen und Patienten sowie Gesundheitsprofessionen. Die Interaktion findet dabei zwischen beiden Beteiligten statt (Messer 2013). Dieser beidseitige Austausch von Informationen zwischen Patientinnen und Patienten sowie den Angehörigen des Gesundheitssystems ist ein Grundprinzip des Shared Decision Making und benötigt Charles, Gafni und Whelan (1999, S. 652) zufolge vier zentrale Voraussetzungen:

Gleichberechtigung

- Zumindest zwei Parteien sind in den Entscheidungsprozess involviert.
- Beide teilen die Informationen miteinander.
- Beide unternehmen Schritte, um sich am Entscheidungsprozess zu beteiligen, indem sie Behandlungspräferenzen zum Ausdruck bringen.
- Eine Behandlungsentscheidung wird getroffen und beide einigen sich auf die durchzuführende Behandlung.

Charles, Gafni und Whelan (1999) haben diese Voraussetzungen ursprünglich für die Arzt-Patienten-Interaktion entwickelt. Der Miteinbezug von Patientinnen und Patienten in Behandlung und Pflege sowie einer aktiven Teilnahme an Entscheidungsprozessen werden unter anderem auch als bedeutende Bestandteile von Evidence-based Nursing gewertet (Florin et al. 2006). Auch in einem gemeinsamen informierten Entscheidungsfindungsprozess werden evidenzbasierte Entscheidungshilfen über die Erkrankung, deren Verlauf ohne Behandlung und die einzelnen Behandlungsmöglichkeiten verwendet. Die zentrale Zielsetzung ist die gemeinsame gleichberechtigte Gestaltung durch Austausch von Informationen und nicht die Steigerung der Therapietreue (Rummer & Scheibler 2016, Messer 2013).

5.2.3 Beteiligung der Patientinnen und Patienten

Recht auf Beteiligung

Die Beziehung zwischen den Gesundheitsberufen und Patientinnen und Patienten unterliegt dem Einfluss sozialer und gesellschaftlicher Veränderungen. Der verbesserte Zugang zu Informationen und das Bedürfnis nach mehr Autonomie haben im 20. Jahrhundert dazu beigetragen, dass sich dieses Verhältnis von einem stark arzt- bzw. krankheitsorientierten Beziehungsgefüge hin zu einem partnerschaftlichen und von Dialog bestimmten Verhältnis entwickelt hat (Hauser et al. 2015). Dieser gesellschaftlichen Entwicklung wollte auch der Gesetzgeber Rechnung tragen und hat die Position der Patientinnen und Patienten durch die Einführung des Patientenrechtegesetzes (§ 630 im Bürgerlichen Gesetzbuch) im Jahr 2013 gestärkt. Unter Patientenrechten werden die Rechte von Bürgerinnen und Bürgern verstanden, die ihnen in einem Behandlungsverhältnis zustehen und in jedem Behandlungsverhältnis gelten. Dazu führt das Bundesministerium für Gesundheit (2020) unter anderem folgende Rechte an:

- das Einsichtsrecht in die Behandlungsunterlagen,
- das Recht auf Information und Aufklärung,
- das Recht auf Selbstbestimmung, das bedeutet, dass eine medizinische Maßnahme nur nach erfolgter Einwilligung erfolgen darf.

Information und Beteiligung von Patientinnen und Patienten, die ihre Gesundheit, Krankheit und Pflege betreffen, sind zentrale Patientenrechte, die sowohl im Ethikodex des International Council of Nurses als auch gesetzlich verankert sind. Rummer und Scheibler (2016) betonen, dass die informierte Entscheidung nicht nur als Vehikel verstanden werden sollte, um krankheitsbezogene patientenrelevante Endpunkte, wie etwa die Morbidität, zu verbessern. Vielmehr sollte die informierte Entscheidung als eigenständiger patientenrelevanter Endpunkt und somit als Ergebnis eines informierten Entscheidungsprozesses betrachtet werden. Das bedeutet, dass das Ziel eines gemeinsamen partizipativen Entscheidungsfindungsprozesses eine informierte Entscheidung, nicht jedoch die Verbesserung von krankheitsbezogenen patientenrelevanten Endpunkten ist. Dabei ist zu berücksichtigen, dass keine Diagnostik oder Therapie durchzuführen auch eine verhandelbare Option sein kann (Berger-Höger & Steckelberg 2019, Messer 2013). Rummer und Scheibler (2016) führen dazu an, dass dies möglich und vom Gesetzgeber ausdrücklich erwünscht sei. Jedoch kann sich eine aktive Beteiligung von Patientinnen und Patienten positiv auf klinische und psychosoziale Endpunkte auswirken. Insbesondere können die Bereitschaft, initiale Behandlungsschritte zu übernehmen, das Vertrauen in die Entscheidung, die Risikowahrnehmung und realistische Erwartungen an die Behandlungsverläufe verbessert werden (Hauser et al. 2015).

Viele Menschen hegen den Wunsch nach einer gemeinsamen Entscheidungsfindung. Bieber et al. (2017) geben an, dass seit Beginn entsprechender Erhebungen Ende des 20. Jahrhunderts bzw. Anfang des 21. Jahrhunderts gut belegt sei, dass sich die Mehrheit der Bürgerinnen und Bürger in Deutschland als auch in anderen europäischen Ländern eine gemeinsame Entscheidung wünscht. Die Autorinnen und Autoren führen weiter an, dass in den Erhebungen des Gesundheitsmonitors der Bertelsmann Stiftung relativ konstant etwas mehr als die Hälfte der Befragten eine gemeinsame Entscheidung bevorzugt. Dieser Wunsch nach einer gemeinsamen Entscheidungsfindung nimmt in der Bevölkerung zu. In der Befragung im Auftrag der Bertelsmann Stiftung (n = 1.039 Teilnehmer), die im Oktober 2018 durchgeführt wurde, befürworten bereits 80 % der Befragten eine gemeinsame Entscheidungsfindung mit ihrer Ärztin bzw. ihrem Arzt; nur 6 % bevorzugen eine paternalistische Entscheidung, die die Ärztin bzw. der Arzt allein trifft und 14 % der Befragten wollen die Entscheidung allein auf der Basis medizinischer Informationen ohne ärztliche Unterstützung treffen (Grote-Westrick, Haschke & Palmowski 2018).

Beteiligungspräferenzen

5.2.4 Methoden und Hilfsmittel

Zur Unterstützung von informiertem Shared Decision Making stehen evidenzbasierte Entscheidungshilfen bzw. Decision Aids zur Verfügung. Sie beinhalten evidenzbasierte Informationen, um spezifische Diagnose- oder Behandlungsoptionen abzuwägen und die eigenen Werte oder Präferenzen herauszuarbeiten (Messer 2013). Entscheidungshilfen geben keine wertende Empfehlung für die verschiedenen vorgeschlagenen Optionen ab und können das persönliche Gespräch nicht ersetzen. Unter Berücksichtigung dieser Präferenzen treffen Patientinnen bzw. Patienten und das Behandlungsteam eine gemeinsame Entscheidung. Durch dieses Vorgehen sollen realistische Erwartungen an die Behandlung vermittelt und die individuellen

Entscheidungshilfen

Wertvorstellungen bei der Entscheidung berücksichtigt werden. Dabei wählen Patientinnen bzw. Patienten jene Behandlungsmöglichkeit aus, die ihren Wünschen am ehesten entspricht. Wesentlich ist in diesem Prozess, dass die Professionellen durch ihre Haltung der Patientin bzw. dem Patienten vermitteln, dass sie nicht allein gelassen werden und ihre Meinung explizit erwünscht ist. Dabei können Patientinnen bzw. Patienten die Entscheidung auch an das Behandlungsteam delegieren (Berger-Höger & Steckelberg 2019).

Damit Patientinnen und Patienten im Hinblick auf ihre gesundheitsbezogenen Fragen eine individuell richtige Entscheidung treffen können, benötigen sie maßgeschneiderte Informationen über Behandlungs- und Untersuchungsmöglichkeiten für ihre Erkrankung. Diese Informationen müssen die mit der Diagnostik und Behandlung verbundenen Vorteile, aber auch deren Risiken sowie die Wahrscheinlichkeit ihres Auftretens beinhalten. Erst auf dieser Basis können sie begründete Entscheidungen treffen und ihre Zustimmung zur vereinbarten Behandlung geben. Verbraucherschutz- und Gesundheitsorganisationen schlagen seit Jahrzehnten vor, den Informationsbedarf von Patientinnen und Patienten im Hinblick auf erforderliche Verhaltensänderungen oder therapeutische Möglichkeiten professionell zu unterstützen (Shepard et al. 2011). Daher wird Patientinnen und Patienten empfohlen, ihrer Ärztin/ihrem Arzt Fragen zu stellen, damit sie sich unter anderem über die verschiedenen Behandlungen und die damit verbundenen Risiken informieren können. Diese Fragen können auf einer Checkliste verschriftlicht sein. Shepard et al. (2011) führen an, dass es derzeit wenige wissenschaftliche Erkenntnisse dazu gäbe, welche Effekte, z. B. im Hinblick auf die Evidenzbasierung der erhaltenen Antworten, erzielt werden können. Darüber hinaus liegen über Shared Decision Making in der ärztlichen Praxis kaum Erkenntnisse vor. Daher entwickelten die Forscherinnen und Forscher für eine Studie drei einfache Fragen, die Simulationspatientinnen der Ärztin/dem Arzt in der Studie stellten:

1. Was sind meine Behandlungsmöglichkeiten?
2. Was sind die Vor- und Nachteile jeder dieser Behandlungsmöglichkeiten?
3. Wie hoch ist die Wahrscheinlichkeit des Nutzens bzw. des Schadens jeder einzelnen Behandlungsmöglichkeit?

Für diese Untersuchung wurde die Rolle einer standardisierten Patientin (Simulationspatientin) entwickelt. Ein Simulationspatient ist ein Schauspieler, der eine bestimmte Rolle spielt. Diese Simulationspatientin gab vor, eine geschiedene Frau mittleren Alters zu sein, die eine nicht-diagnostizierte depressive Episode in ihrer Krankengeschichte aufweist und seit drei Monaten an Symptomen einer sich verschlechternden moderaten Depression leiden würde, jedoch ansonsten gesund sei. In dieser Rolle der standardisierten Patientin wurden insgesamt n = 36 Ärztinnen und Ärzte konsultiert, wobei nur eine standardisierte Patientin im Rahmen der Konsultation oben genannte Fragen an die jeweilige Ärztin/den jeweiligen Arzt stellte, die andere standardisierte Patientin jedoch nicht. Die jeweiligen

Konsultationen erfolgten nach dem Zufallsprinzip und ohne Anmeldung bei der Ärztin bzw. dem Arzt. Diese wussten also nicht, dass eine standardisierte Patientin sie konsultierte. Die Ärztinnen und Ärzte nahmen freiwillig an der Untersuchung teil und waren darüber informiert, dass innerhalb eines halben Jahres zwei standardisierte Patientinnen ihre Praxis besuchen und den Inhalt des ärztlichen Gespräches auf einem Digitalrekorder aufzeichnen würde. Jedoch stellte nur eine standardisierte Patientin oben genannte Fragen an die Ärztin/den Arzt, die andere nicht.

Die aufgezeichneten und transkribierten ärztlichen Gespräche ergaben, dass drei einfache Fragen, die die standardisierten Patientinnen an die Ärztinnen und Ärzte stellten, zu mehr Informationen führten. Darüber hinaus erfuhren sie mehr über die jeweiligen Vor- und Nachteile der besprochenen Behandlungsmöglichkeiten. Diese einfachen Fragen regte die Ärztinnen und Ärzte dazu an, deutlich mehr und fundiertere Antworten auf die gestellten Fragen zu geben. Darüber hinaus führen die Autorinnen und Autoren an, dass die Daten zeigen, dass aufgrund dieser drei Fragen die Ärztinnen und Ärzte die Patientenpräferenzen hinsichtlich der Behandlungsoptionen verstärkt berücksichtigten und damit die Einbeziehung der Patientinnen in die Entscheidungsfindung erleichtert wurde. Zudem war die Qualität der erhaltenen Informationen über therapeutische Behandlungsmöglichkeiten höher. Dennoch unterschieden sich die Konsultationen in zeitlicher Hinsicht nicht voneinander. Durch die Förderung eines patientenzentrierten Ansatzes und einer gemeinsamen Entscheidungsfindung können diese einfachen Fragen auch als Hebel für eine evidenzbasierte Praxis wirken und Ärztinnen und Ärzten helfen, bessere Entscheidungen gemeinsam mit Patientinnen und Patienten zu treffen, die Kommunikation zwischen Ärztin/Arzt und Patientin/Patient zu stärken und die Sicherheit und Qualität der Versorgung zu verbessern (Shepard et al. 2011).

Die International Patient Decision Aid Standards (IPDAS) Collaboration ist eine Gruppe von Forscherinnen und Forschern, Praktikerinnen und Praktikern sowie Interessenvertreterinnen und -vertretern aus der ganzen Welt, die 2003 gegründet wurde und von Dawn Stacey in Kanada und Robert J. Volk in den USA geleitet wird. Das Ziel der IPDAS ist die Verbesserung der Qualität und Wirksamkeit von Patientenentscheidungshilfen durch die Schaffung eines gemeinsamen, evidenzbasierten Rahmens mit einer Reihe von Kriterien zur Verbesserung ihres Inhalts, ihrer Entwicklung, Umsetzung und Bewertung. Diese Kriterien sind sowohl für Einzelpersonen als auch für Organisationen hilfreich, die Patientenentscheidungshilfen verwenden bzw. entwickeln:

- Personen, die eine gesundheitliche Entscheidung treffen,
- Praktizierende, die Patientinnen/Patienten bei Gesundheitsentscheidungen anleiten,
- Entwicklerinnen/Entwickler von Patienten-Entscheidungshilfen,
- Forschende oder Evaluatoren von Patientenentscheidungshilfen,
- Krankenkassen, die Patientenentscheidungshilfen verwenden.

Auf der Seite der IPDAS sind eine Vielzahl an Patient Decision Aids frei abrufbar. Darüber hinaus hat die IPDAS eine frei verfügbare Checkliste entwickelt, um die Qualität von Entscheidungshilfen zu beurteilen (http://ipdas.ohri.ca/index.html). Die Wirksamkeit von Decision Aids wurde bereits nachgewiesen (Stacey et al. 2011).

Weitere Decison Aids zur Unterstützung einer informierten Entscheidungsfindung wurden in der Mayo-Klinik (USA) entwickelt (https://shareddecisions.mayoclinic.org/). Die Decision Aids werden vorerst kurz vorgestellt. Zudem gibt es die Möglichkeit, sich weiter in das jeweilige Thema zu vertiefen und Informationen von Experten, über Unterstützung der Klinik und aktuelle Informationen, die zu diesem Thema erschienen sind, zu erhalten. Darüber hinaus fokussieren sie auf die grafische Aufbereitung von Entscheidungshilfen.

5.2.5 Interprofessionelle Praxis der gemeinsamen informierten Entscheidungsfindung

Das Thema Partizipative Entscheidungsfindung gewinnt innerhalb des Gesundheitswesens zunehmend an Bedeutung und wird seit den letzten Jahren durch unterschiedliche Fördermaßnahmen in der Praxis implementiert. Förderungen zur modellhaften Erprobung finden zum Beispiel durch das Bundesministerium für Gesundheit, den Nationalen Krebsplan und durch den Innovationsfond des Gemeinsamen Bundesausschusses statt. Durch die Vergabe von Förder- und Forschungsgeldern soll insbesondere die Etablierung der Partizipativen Entscheidungsfindung und damit auch die Patientenbeteiligung auf allen Ebenen des Gesundheitswesens umfassend und systematisch gestärkt werden (Bundesministerium für Gesundheit 2019).

Die Implementierung einer gemeinsamen informierten Entscheidungsfindung gestaltet sich in der Praxis jedoch häufig schwierig (Berger-Höger & Steckelberg 2019). Darüber hinaus sind informierte gemeinsame Entscheidungsfindungsprozesse nicht immer anwendbar. Insbesondere in lebensbedrohlichen Situationen ist ein schnelles und zielgerichtetes Handeln angezeigt. Lange Aushandlungsprozesse würden hier zum Nachteil der Patientinnen und Patienten gereichen. Hingegen sind gemeinsame informierte Entscheidungsprozesse dann besonders angebracht, wenn mehrere Therapieoptionen möglich sind, bei verschiedenen chronischen Erkrankungen oder wenn der Krankheitsverlauf von Unsicherheiten geprägt ist. Für die Unterstützung bei behandlungsbezogenen Entscheidungskonflikten wurden in den letzten Jahren sogenannte Decision Coachings im Rahmen mehrerer Modellprojekte etabliert. Decision Coachings können auch als Pflegegeleitete Entscheidungsberatungen bezeichnet werden, da in den Modellprojekten Pflegefachpersonen als Beraterinnen und Berater eingesetzt wurden.

Ziel der Entscheidungsberatungen ist es, die zur Verfügung stehenden Optionen mit den individuellen Werten und Überzeugungen in Einklang zu bringen. In diesem Sinn können Entscheidungsberatungen als Maßnahmen des Self-Care Supports verstanden werden, da sie dazu beitragen, das Selbstmanagement zu fördern.

5.3 Decision Coaching

Bei Decision Coaching handelt es sich um eine Intervention, die die Informierte Partizipative Entscheidungsfindung unterstützen kann. Sie fungiert als eine Art der Entscheidungsbegleitung, die durch unterschiedliche Professionen angeboten werden kann (beispielsweise auch durch qualifizierte Pflegefachpersonen). Das Besondere an Decision Coachings ist, dass diese nicht direktiv durchgeführt werden, sondern Patientinnen und Patienten darin unterstützen, bei einer anstehenden medizinischen Behandlung eine für sie richtige Entscheidung zu finden und diese Entscheidung den behandelnden Ärztinnen und Ärzten mitzuteilen und zu vertreten (Stacey et al. 2012). Von besonderer Bedeutung ist, dass den Patientinnen und Patienten einerseits evidenzbasierte Informationen zur Verfügung gestellt und erläutert werden. Andererseits werden sie darin bestärkt, für die anstehende Entscheidung die zur Verfügung stehenden Informationen mit ihren individuellen Präferenzen und Werten in Einklang zu bringen und auf dieser Basis eine Entscheidung zu treffen (Köpke et al. 2019). Die Kernelemente von Decision Coachings können dem Kasten 5.1 entnommen werden.

Entscheidungsberatung

- Decision Coachings werden durch Angehörige von Gesundheitsfachberufen durchgeführt und unterstützen Patientinnen und Patienten dabei, aktiv in die Entscheidungsfindung einbezogen zu werden.
- Decision Coachings ermöglichen die Erhebung der individuellen Patientenbedürfnisse bei schwierigen Entscheidungen, helfen bei der Klärung der Präferenzen, Werte und Überzeugungen, führen strukturiert durch die Überlegungen und ermutigen dazu, ihre Behandlungspraferenz anderen mitzuteilen (beispielsweise dem behandelnden Arzt/der behandelnden Ärztin).
- Decision Coachings können im persönlichen Gespräch, über das Telefon oder auf anderen Kommunikationswegen stattfinden.
- Decision Coachings können unter Zuhilfenahme von Unterstützungsmaterialien stattfinden (beispielsweise Entscheidungshilfen oder Entscheidungspfade.

Kasten 5.1: Kernelemente von Decision Coachings (Köpke et al. 2019, S. 2)

Decision Coachings finden in der Regel in fest ablaufenden Prozessschritten statt, für die die Forschungsgruppe »Patient Decision Aids« in Ottawa auf ihrer Webseite (https://decisionaid.ohri.ca/coaching.html) umfassende Instrumentarien bereitstellt. Neben Entscheidungshilfen für verschiedene

Erkrankungen finden sich dort Coaching-Leitfäden, ein Online-Trainingsprogramm, Lernvideos sowie Kommunikationshilfen und -beispiele.

Der Ablauf eines Decision Coachings ist in Kasten 5.2 exemplarisch dargestellt.

Kasten 5.2: Exemplarischer Ablauf eines Decision Coachings (Ottawa Hospital o. J.)

1. Schritt: Die Entscheidung klären

- Klären Sie die Entscheidung: Stellen Sie sicher, dass die Person sicher weiß, welche Entscheidung ansteht und erheben Sie den Stand der Entscheidungsfindung.

2. Schritt: Die anstehende Entscheidung untersuchen

- Schätzen Sie das Verständnis ein, indem Sie das Wissen zum Sachverhalt (Wahlmöglichkeiten, Nutzen, Risiken, Nebenwirkungen & Wahrscheinlichkeiten) erheben.
- Stellen Sie Informationen und Fakten zum Sachverhalt bereit.
- Klären Sie die individuellen Werte und das gewünschte Ergebnis der Entscheidung.
- Erleichtern Sie die Kommunikation über die Werte, indem Sie erheben, welche Werte und welcher Nutzen von hoher Bedeutung sind.
- Erörtern Sie den Entscheidungsbedarf indem Sie erörtern, ob weitere Personen an der Entscheidung beteiligt sind oder ob Druck ausgeübt wird.
- Fördern Sie die Fähigkeit, eine Entscheidung zu treffen und diese Präferenz vor anderen zu vertreten.

3. Schritt: Weiteren Entscheidungsbedarf klären

- Schätzen Sie erneut ein, ob alle Vor- und Nachteile der Wahlmöglichkeiten bekannt sind und ob damit verbundene Nutzen und Schäden ausreichend verstanden wurden.
- Erfragen Sie, ob Sicherheit darüber besteht, was für die betroffene Person am besten und wichtigsten ist.

4. Schritt: Nächste Schritte planen

- Ermöglichen Sie die Entwicklung eines konkreten Plans für die Umsetzung der Entscheidung und stellen Sie fest, was hierfür benötigt wird.
- Ermutigen Sie dazu, die Entscheidung den behandelnden Ärztinnen und Ärzten mitzuteilen.

5.3.1 Das Entwicklungs- und Forschungsprojekt SPUPEO

Das Projekt »**S**pezialisierte **P**flegefachpersonen zur **U**nterstützung informierter **p**artizipativer **E**ntscheidungsfindung in der **O**nkologie (SPUPEO)« wurde im Rahmen des Nationalen Krebsplans durch das Bundesministerium für Gesundheit gefördert (Berger-Höger & Steckelberg 2019). Der Nationale Krebsplan, der im Jahr 2008 initiiert wurde, verfolgt neben drei weiteren Schwerpunkten auch die Stärkung der Patientenorientierung durch qualitätsgesicherte Information und Beratung. Hierfür wurden einerseits Ziele und Empfehlungen formuliert und auch unterschiedliche Projekte finanziell gefördert. Eines der 13 Ziele des Nationalen Krebsplans ist es, die Patientinnen und Patienten aktiv in die Entscheidung über medizinische Maßnahmen einzubeziehen, evidenzbasierte Patienteninformationen für die Entscheidungsfindung bereitzustellen und die gemeinsame Entscheidungsfindung zu praktizieren (Bundesministerium für Gesundheit 2017).

Entscheidungsbegleitung bei Brustkrebs

Das Projekt SPUPEO wurde neben fünf weiteren Forschungsprojekten für den Förderschwerpunkt »Patientenorientierung in der Onkologie – informierte Entscheidung und Gesundheitskompetenz« im Rahmen des Förderschwerpunkts »Forschung im Nationalen Krebsplan« ausgewählt (Halou 2016). Die von den Entwicklerinnen und Entwicklern implementierte Intervention richtet sich exemplarisch an Frauen, bei denen ein sogenanntes duktales Carcinoma in situ (DCIS) diagnostiziert wurde. Das Projekt selbst hatte einen prototypischen Charakter, d. h., dass nach der Projektevaluation die Übertragbarkeit auf andere onkologische Erkrankungen geprüft werden sollte (Berger-Höger 2019). Das duktale Carcinoma in situ ist für die Umsetzung der informierten gemeinsamen Entscheidungsfindung aus mehreren Gründen gut geeignet:

- Bei einem duktalen Carcinoma in situ handelt es sich um einen Tumor, der eine Vorstufe zu einer Krebserkrankung (Präkanzerose) der Brustdrüse darstellt. Die krankhafte Zellwucherung liegt in den Milchgängen der Brust und ist nicht in umgebendes Gewebe eingedrungen.
- Die Diagnose wird hauptsächlich im Rahmen des Mammographie-Screenings gestellt.
- Nicht aus jedem DCIS entwickelt sich im späteren Verlauf ein invasiver Brustkrebs; die Wahrscheinlichkeit hierfür kann nicht sicher vorausgesagt werden.
- für die Behandlung stehen mehrere Behandlungsoptionen zur Verfügung (brusterhaltende Operation und Bestrahlung oder Entfernung des Brustgewebes). Grundsätzlich kann jedoch auch abgewartet und die Brust weiter beobachtet werden. Diese Option sieht jedoch die entsprechende Leitlinie nicht vor.
- Die betroffenen Frauen benötigen deshalb Unterstützung im Entscheidungsprozess (Berger-Höger & Steckelberg 2019).

Das Projekt beinhaltete die Implementierung einer komplexen Intervention, die im Wesentlichen aus drei Komponenten und der Durchführung und Testung der Gesamtintervention bestand:

1. In der ersten Komponente wurde unter Einbezug von Patientinnen sowie Pflegeexperten eine evidenzbasierte Entscheidungshilfe entwickelt und im Rahmen von Interviews und Gruppengesprächen mit insgesamt 26 Frauen auf die Verständlichkeit und Akzeptanz geprüft.
2. Die zweite Komponente bestand aus der Entwicklung und Testung eines Decision Coaching-Trainings für Pflegefachkräfte. Als Decision Coaches fungierten in diesem Projekt entweder onkologische Fachpflegekräfte oder Breast Care Nurses. Bei den sogenannten Breast Care Nurses handelt es sich um Pflegeexpertinnen für Patientinnen und Patienten mit Brusterkrankungen. Durch eine Weiterbildung sind diese Fachpflegekräfte dazu befähigt, die betroffenen Menschen zu beraten und über den gesamten Behandlungszeitraum zu begleiten. Die einbezogenen Decision Coaches wurden für das Projekt mit einem modularisierten dreitägigen Schulungsprogramm auf und für das Decision Coaching vorbereitet und qualifiziert.
3. Die dritte Komponente bildete die Entwicklung und Durchführung von zweistündigen Workshops für Ärztinnen und Ärzte, in denen Grundlagen der Informierten gemeinsamen Entscheidungsfindung und die im Decision Coaching verwendeten Informationsmaterialien erläutert und die Rolle, die Ärztinnen und Ärzte im Entscheidungsprozess einnehmen, diskutiert wurden.

Ablauf Im Anschluss daran erfolgte die Umsetzung der Decision Coachings in zahlreichen Brustkrebszentren in Deutschland. Das Verfahren im SPUPEO sieht so aus, dass den Frauen im Anschluss an die Diagnosestellung die evidenzbasierte Entscheidungshilfe zur Verfügung gestellt wird, die ausführliche Informationen über das Krankheitsbild, den Verlauf und die in Frage kommenden Behandlungsmöglichkeiten (mit Angabe von Wahrscheinlichkeiten des Eintretens von Nutzen und Schäden) beinhalten. Etwa eine Woche später findet ein erstes Decision Coaching statt, in dem die spezialisierten Fachpflegekräfte mithilfe von evidenzbasierten Materialien wesentliche Fragen mit den Frauen klären. Im weiteren Verlauf des Coachings werden die Frauen von Decision Coaches dabei unterstützt, die Vor- und Nachteile der Behandlungsmöglichkeiten vor dem Hintergrund ihrer eigenen Werte und Präferenzen zu beurteilen und ihren Entscheidungsprozess mithilfe eines Entscheidungspfades schriftlich zu dokumentieren. Durch dieses Vorgehen ist die betroffene Frau auf das nächste Arztgespräch vorbereitet, in dem sie ihre noch offenen Fragen klären, ihre Präferenz für die Behandlung mitteilen und gemeinsam mit der Ärztin bzw. dem Arzt eine Entscheidung treffen kann. Während des Decision Coachings stehen den Pflegekräften Moderationskarten zur Verfügung, die den Entscheidungsprozess begleiten und unterstützen. Der konkrete Ablauf eines Decision Coachings ist in Kasten 5.2 ausführlich dargestellt. Die evidenzbasierte Entscheidungshilfe kann auf der Webseite des Projekts (www.spupeo.de) eingesehen werden. Im weiteren Verlauf findet dann ein Entscheidungsgespräch mit dem behandelnden Arzt/der behandelnden Ärztin statt, in dem das weitere therapeutische Vorgehen (die Behandlungsentscheidung) festgelegt wird.

Kasten 5.2: Ablauf des Decision Coachings im SPUPEO-Projekt (Berger-Höger 2019)

1. Vermitteln der Schlüsselbotschaft (vor dem Decision Coaching)
Nach dem Diagnosegespräch wird der betreffenden Frau in einem ersten Gespräch vermittelt, dass für die Entscheidung mehrere Optionen existieren, die jeweils mit Vor- und Nachteilen verbunden sein können. Wichtig ist dabei, dass es einerseits keine richtige oder falsche Wahl gibt, sondern dass die Entscheidung von der eigenen Bewertung auch im Hinblick auf die eigenen Werte und Präferenzen abhängig ist. Die betreffende Frau erhält die evidenzbasierte Entscheidungshilfe, die sie in Ruhe bis zum Decision Coaching lesen kann.

2. Definition des Problems (Beginn des Decision Coachings)
Zunächst wird erfragt, ob die Frau alle Informationen aus der Entscheidungshilfe verstanden hat und offene Fragen werden erhoben. Im Anschluss daran erfolgt die Erläuterung der Zielsetzung des Decision Coachings. Wichtig ist an dieser Stelle, dass deutlich wird, dass die weitere Entwicklung des Tumorgewebes nicht vorhergesagt werden kann. Aus diesem Grund muss eine Behandlungsoption gewählt werden, die für die betroffene Frau die richtige Wahl ist (beispielsweise Verhinderung des Auftretens eines invasiven Karzinoms oder die Erhaltung der Brust).

3. Information über Entscheidungsmöglichkeiten
Die zweite Phase des Coachinggesprächs ist gekennzeichnet durch die Besprechung der zur Verfügung stehenden Behandlungsoptionen und deren jeweiligen Vor- und Nachteile. Explizit wird auch angesprochen, dass es die Möglichkeit gibt, erst einmal keine Behandlung zu wählen (Abwarten und Beobachten).

4. Abwägen der Werte und Präferenzen
Der nächste Schritt beinhaltet das Besprechen der Bedenken, Erwartungen und Wünsche. Hierdurch können die Wertvorstellungen verbalisiert und bewusstgemacht und mögliche Barrieren erkannt werden.

5. Einleitung und Treffen der Entscheidung
Nach der Besprechung der Entscheidungsmöglichkeiten sowie der Werte und Präferenzen wird geprüft, inwieweit jetzt eine Entscheidung gefällt werden kann. Möglicherweise ist es für die betroffene Frau wichtig, vor ihrer Entscheidung noch weitere Informationen (eine zweite Meinung) einzuholen oder mit An-/Zugehörigen oder anderen Betroffenen zu sprechen. In diesen Fällen kann ein zweites Coaching zu einem späteren

Zeitpunkt vereinbart werden. Sollte die Frau in der Lage sein, eine Entscheidung zu fällen, erfolgt die Umsetzung im nächsten Schritt.

6. Umsetzung der Entscheidung
Die Umsetzung der Entscheidung findet im Entscheidungsgespräch mit dem behandelnden Arzt/der behandelnden Ärztin statt. In diesem Gespräch wird die endgültige Entscheidung getroffen und das weitere Vorgehen abgestimmt.

Wirksamkeit

In einer cluster-randomisierten kontrollierten Studie wurde die Implementierung und die Wirksamkeit der Decision Coachings in 16 zertifizierten Brustzentren unter Einbezug von 192 Patientinnen untersucht. Diese Studie wurde aufgrund der unzureichenden Rekrutierung von Patientinnen in den Brustkrebszentren vorzeitig beendet. Es konnten jedoch die Daten von 64 Patientinnen aus 14 Brustkrebszentren ausgewertet werden. Im Ergebnis zeigte sich, dass bei jenen Patientinnen, die ein Decision Coaching erhielten, ein signifikant höheres Ausmaß der Beteiligung in der Entscheidungsfindung zu verzeichnen war. Etwa die Hälfte aller Frauen konnte nach den Decision Coachings eine informierte Entscheidung treffen, während dies in der Kontrollgruppe keiner Frau möglich war (Berger-Höger 2019).

5.3.2 Das Entwicklungs- und Forschungsprojekt DECIMS

Entscheidungsbegleitung bei Multipler Sklerose

Auch beim Projekt »Decision Coaching in Multiple Sclerosis (DECIMS)« handelt es sich um ein Pilotprojekt zur Umsetzung des Decision Coachings in Deutschland. Die Studie wird vom Institut für Neuroimmunologie und Multiple Sklerose (INIMS) des Universitätsklinikums Hamburg-Eppendorf im Krankheitsbezogenen Kompetenznetz Multiple Sklerose (KKNMS) durchgeführt.

Für die Behandlung der Multiplen Sklerose (MS) existiert bereits eine Reihe von komplexen immuntherapeutischen Medikamenten (im Jahr 2017 beispielsweise 15 verschiedene Medikamente). Da mit einer Zunahme weiterer immunmodulierender Arzneien in der Zukunft zu rechnen ist, stehen Patientinnen und Patienten mit einer MS-Erkrankung einer Vielzahl an möglichen Medikamenten gegenüber, die mit einer Reihe von Unsicherheiten im Hinblick auf ihren Nutzen und zum Teil auch mit lebensbedrohlichen Risiken verbunden sind (Rahn et al. 2015).

Auch diesem Projekt liegt die Annahme zugrunde, dass Decision Coachings, die durch Fachpflegekräfte durchgeführt werden, die Entscheidungsfindung und somit das Krankheitsmanagement verbessern (Rahn et al. 2015). Wie auch beim Projekt SPUPEO ist die von einer MS betroffene Patientengruppe gut für die Durchführung von Decision Coachings geeignet, da

1. die MS-Erkrankten schon nach der Stellung der Verdachtsdiagnose Unsicherheiten in Bezug auf die Prognose und den Nutzen diverser Therapiemöglichkeiten ausgesetzt sind,
2. die zur Verfügung stehenden komplexen Therapiemöglichkeiten mit einer Reihe von Nebenwirkungen assoziiert sind und
3. die hierzu notwendige intensive Beratung aufgrund von Zeitmangel im Arzt-Patient-Gespräch nur unzureichend gewährleistet werden kann (Rahn 2017).

Der Ablauf des Decision Coachings ähnelt grundsätzlich dem Ablauf im SPUPEO-Projekt. Nach der Diagnose erhalten die MS-Betroffenen die Möglichkeit, sich durch Decision Coaches in bis zu drei Sitzungen bei der Entscheidungsfindung begleiten zu lassen. Als Decision Coaches fungierten auch hier Pflegefachkräfte, die sich auf die Begleitung von MS-Erkrankten spezialisiert haben (sogenannte MS-Nurses) und die im Vorfeld durch eine 16-stündige Schulung auf die Tätigkeit vorbereitet wurden. Im Rahmen der Decision Coachings werden für die Betroffenen relevante Inhalte wie z. B. Fragen rund um die Diagnose, Prognose, Therapieoptionen (inkl. Nutzen und Schäden) sowie die eigenen Präferenzen, Werte und Sorgen thematisiert. Auch die Möglichkeit, keine immuntherapeutische Behandlung in Anspruch zu nehmen, wird im Coaching thematisiert. Das Decision Coaching klärt Ungewissheiten und unterstützt das Treffen einer informierten Entscheidung. Hierbei werden die Decision Coaches ebenfalls durch Moderationskarten in der Beratung unterstützt. Zusätzlich erhalten die Betroffenen einen Zugang zu einer evidenzbasierten Online-Informationsplattform (DECIMS-Wiki), welches sowohl während des Coachings als auch von zuhause aus verwendet werden kann. Im Anschluss an die Decision Coachings findet ein abschließendes Arztgespräch statt, in dem die Entscheidung für eine Therapieoption getroffen werden kann (Rahn 2017).

Eine von den Entwicklerinnen und Entwicklern durchgeführte Pilotstudie konnte 73 an MS erkrankte Menschen einschließen und kam zu dem Ergebnis, dass die Teilnahme an den Decision Coachings das Treffen einer informierten Entscheidung begünstigt. Insgesamt gaben in der Studie 48 % der Teilnehmerinnen und Teilnehmer der Interventionsgruppe (Zugang zu DECIMCS-Wiki, Decision Coaching & Arztgespräch) an, dass sie eine informierte Entscheidung treffen konnte, während dies bei nur 30 % in der Kontrollgruppe (Zugang zur DECIMS-Wiki & Arztgespräch) der Fall war (Rahn et al. 2018).

5.4 Ein Ausblick auf die Umsetzung von Decision Coaching in Deutschland

Neue Berufsrollen   In den beiden vorgestellten Projekten zur Umsetzung des Decision Coachings in Deutschland konnte von den Entwicklerinnen und Entwicklern gezeigt werden, dass Decision Coachings durch spezialisierte und darauf vorbereite Pflegefachkräfte durchgeführt werden können. In beiden Projekten wurden von den Patientinnen und Patienten positive Reaktionen gezeigt und das Decision Coaching angenommen. Zugleich ist in den Projekten deutlich geworden, dass ein flächendeckender Einsatz des Decision-Coaching-Konzepts (auch für andere Erkrankungen) eine Umstrukturierung der Kompetenzen von Pflegekräften notwendig macht. Hierfür wären beispielsweise die Aufgaben und Verantwortlichkeiten von Pflegefachkräften und Ärztinnen und Ärzten neu zu regeln und Fragen der Delegationsmöglichkeit der Beratung zu klären (Rahn 2017). Zugleich erscheinen die aktuellen Entwicklungen in der Pflege, wie z. B. die neu entstandenen Bachelorstudiengänge und Masterstudiengänge »Advanced Nursing Practice« gut geeignet, um die Weiterentwicklung und Implementierung des Decision Coachings zu fördern. Diese Position unterstützt auch Berger-Höger (2019), indem sie im Decision-Coaching-Konzept einen vielsprechenden Ansatz für die Entwicklung neuer Berufsrollen für Pflegefachkräfte sieht, denn die zunehmende Komplexität der zu treffenden Entscheidungen machen neue Konzepte erforderlich, um eine informierte Beteiligung von Patientinnen und Patienten sicherzustellen.

In den Projekten sind jedoch auch deutliche Barrieren und Hindernisse bei der Umsetzung identifiziert worden. Diese liegen beispielsweise in der derzeit noch mangelnden evidenzbasierten Ausbildung der Gesundheitsberufe und auch in einer mitunter ablehnenden und paternalistischen Haltung von Ärztinnen und Ärzten. Insbesondere im SPUPEO-Projekt konnte festgestellt werden, dass die beteiligten Ärztinnen und Ärzte zwar grundsätzlich das Konzept der Partizipativen Entscheidungsfindung unterstützen, dieses aber in der klinischen Praxis den Patientinnen und Patienten vorenthalten (ebda.). Aus diesem Grund wird aktuell ein weiteres Projekt pilotiert, welches sich an Frauen mit einem erhöhten familiären Brustkrebsrisiko wendet und in dem die beteiligten Professionen durch ein umfangreicheres interprofessionelles Training darauf vorbereitet werden. Darüber hinaus wird das Decision-Coaching-Konzept gegenwärtig im Programm SHARE TO CARE, ein Programm zur Förderung der Patientenbeteiligung in Deutschland durch Etablierung von Shared Decision Making, integriert und angewendet (Share to Care 2020). In diesem Projekt, welches seit dem Jahr 2017 am Universitätsklinikum Schleswig-Holstein (Campus Kiel) durchgeführt wird, soll durch die Umsetzung verschiedener Bausteine erreicht werden, dass Patientinnen und Patienten aktiv in Entscheidungsprozesse eingebunden werden. In abgestimmten Entscheidungspfaden erhalten Pflegefachkräfte einen festen Platz im Ablauf des Entscheidungsfindungsprozesses, um Patientinnen und Patienten darin zu unterstützen, jene Entscheidung treffen zu können, die für sie individuell die jeweils richtige ist (Schuldt & Kuch 2020). Die gemeinsame Entscheidungsfindung wird nicht mehr als Arzt-Patient-Dyade, sondern vielmehr als Arzt-Pflege-Patient-Triade verstanden. Patientinnen und Patienten werden mit der 3-Fragen-Methode (Shepard et al. 2011) ermutigt, sich im Gespräch mit der behandelnden Ärztin/ dem behandelnden Arzt nach verschiedenen Behandlungsmöglichkeiten zu erkundigen. Dabei werden ebenfalls evidenzbasierte Entscheidungshilfen verwendet, die den Patientinnen und Patienten die Möglichkeit bieten, sich mit eigenen Wünschen, Zielen und Bedürfnissen im Hinblick auf die Behandlung auseinanderzusetzen. Pflegekräfte, die zu Decision Coaches ausgebildet wurden, unterstützen die Patientin/den Patienten in definierten Abschnitten dieses Entscheidungsfindungsprozesses und verwenden dabei ebenfalls die jeweilige evidenzbasierte Entscheidungshilfe. Dabei wird den Patientinnen und Patienten geholfen, Nutzen und Risiken verschiedener Optionen zu verstehen, damit verbundene persönliche Befürchtungen und eigene Bedürfnisse zu reflektieren und nachfolgend Präferenzen zu entwickeln. Schließlich wird die Entscheidung gemeinsam mit der behandelnden Ärztin/dem behandelnden Arzt in einem anschließenden Gespräch getroffen. Das Projekt SHARE TO CARE wird im September 2021 abgeschlossen. Bis dahin soll das Programm in allen 27 Kliniken umgesetzt und insgesamt 83 Entscheidungshilfen entwickelt worden sein (Scheibler et al. 2019). Die wissenschaftliche Evaluation wird zeigen, inwieweit es gelungen ist, Pflegefachkräfte als Unterstützung für gemeinsame Entscheidungsfindungsprozesse zu etablieren und wie sich die intendierten Effekte auswirken (Schuldt & Kuch 2020).

5.5 Umsetzungsmöglichkeiten im Rahmen der Pflegeberatung

Ein Tätigkeitsfeld, in dem Pflegefachkräfte bereits heute institutionalisiert Beratungen vornehmen, findet sich in den zahlreichen Pflegeberatungsstellen und Pflegestützpunkten. In Deutschland stehen den Bürgerinnen und Bürgern, pflegebedürftigen Menschen und ihren Angehörigen eine Vielfalt an Beratungsangeboten zur Verfügung, die zum Teil auf unterschiedliche Bedarfslagen zugeschnitten sind. Hierzu zählen auch die im Rahmen der Beratungspflicht angebotenen Pflegeberatungen der Pflegeversicherung. Für die Beratungsberechtigten steht eine umfangreiche Beratungslandschaft zur Verfügung: Hierzu zählen beispielsweise Pflegeberatungen durch Wohlfahrtsverbände und Kommunen, Beratungen von Kranken- und Pflegekassen, von ambulanten Pflegediensten und Pflegestützpunkten sowie Beratungsangebote durch Selbsthilfegruppen, Verbraucherzentralen und die Unabhängige Pflegeberatung Deutschland.

Umfangreiche Beratungslandschaft

Zu den häufigsten Beratungsangeboten zählen vorwiegend die drei Beratungsformate, die durch das Sozialgesetzbuch XI geregelt sind. Hierzu gehören

- der Beratungsbesuch nach § 37 Abs. 3 (SGB XI),
- Pflegekurse nach § 45 (SGB XI) sowie
- die Pflegeberatung nach § 7a (SGB XI).

Die Beratungsbesuche nach § 37 Abs. 3 (SGB XI) dienen in erster Linie der Sicherung der Qualität der häuslichen Pflege sowie der regelmäßigen Hilfestellung für die pflegenden Angehörigen. Beratungsbesuche, die beispielsweise von Pflegediensten, anerkannten Beratungsstellen oder Pflegeberaterinnen und Pflegeberatern durchgeführt werden, sind für diejenigen Personen verpflichtend, die ausschließlich Pflegegeld beziehen. In Abhängigkeit vom anerkannten Pflegegrad werden sie halb- oder vierteljährlich durchgeführt.

Pflegekurse nach § 45 (SGB XI) richten sich vor allem an pflegende Angehörige. Im Mittelpunkt der Kurse stehen die Vermittlung von pflegerischen Fertigkeiten, die Vermeidung von körperlichen und seelischen Belastungen, Beratungen über Hilfsmittel sowie der Erfahrungsaustausch.

Die Pflegeberatung nach § 7a (SGB XI) richtet sich an Personen, die Leistungen aus der Pflegeversicherung erhalten und einen erkennbaren Hilfe- und Beratungsbedarf haben. Dieses Beratungsformat gehört zu den umfangreichsten Angeboten. Es beinhaltet die Feststellung des Hilfebedarfs sowie die Erstellung eines individuellen Versorgungsplans mit erforderlichen Sozialleistungen. Die pflegebedürftige Person als auch die Angehörigen erfahren eine Hilfestellung im Hinblick auf die Auswahl und Inanspruchnahme sowohl von Sozialleistungen als auch von präventiven, kurativen, rehabilitativen, medizinischen und pflegerischen Hilfestellungen (Angele & Calero 2019).

Untersuchungen zeigen, dass die Mehrheit der Menschen, die die Beratung in Anspruch genommen haben, sie als hilfreich bewerten und mit ihrer Wirksamkeit zufrieden sind. Es lassen sich jedoch auch Optimierungspotenziale im Hinblick auf die Gestaltung der Beratungssituationen feststellen. Im Projekt »Partizipative Qualitätsentwicklung in der Pflegeberatung (PartiziQ)« der Hochschule Osnabrück wurden Nutzerinnen und Nutzer in mehreren Gruppendiskussionen zu ihren Erwartungen an die Pflegeberatung befragt. Im Rahmen dieser Befragung zeigte sich, dass sehr häufig ein durch eine Pflegesituation entstandener Konflikt den Ausgangspunkt für das Aufsuchen einer Beratung bildet. Für diese spezifischen Situationen stünden auch von professioneller Seite häufig keine geeigneten Ansprechpartnerinnen/Ansprechpartner zur Verfügung. Die einbezogenen Teilnehmenden, die bereits über eigene Erfahrungen mit Pflegeberatungen verfügten, brachten zum Ausdruck, dass für sie u. a. die folgenden Kriterien für die Pflegeberatung von Bedeutung seien:

- Sie wünschen sich einen aktiven Einbezug in die Beratung und lehnen ein paternalistisches Vorgehen ab. Zugleich wünschen sie sich, ihre Probleme und Herausforderungen schildern zu können.

- Inhaltlich soll die Beratung auf die individuelle Lebenssituation ausgerichtet sein und als Einzelfall betrachtet werden.
- Die Beraterinnen und Berater sollen eine objektive Auseinandersetzung mit problembehafteten Situationen ermöglichen.
- Sie möchten, dass ihnen in schwierigen Situationen Versorgungs- und Handlungsmöglichkeiten und deren Vor- und Nachteile aufgezeigt und individuelle Handlungsalternativen erarbeitet werden. Hierbei ist ihnen wichtig, dass sie selbst bestimmen können, welche Handlungsoptionen sie umsetzen können oder wollen, d. h., bei der Entscheidung soll ihr Selbstbestimmungsrecht gewahrt und beachtet werden.
- Die Beratung sollte darauf ausgerichtet sein, ihr Selbstmanagement zu stärken. Hierfür erwarten sie sich Unterstützung bei der Planung und Umsetzung weiterer Handlungsschritte (Englert & Büscher 2018)

Die von den Teilnehmenden geäußerten Erwartungen spiegeln im Kern wider, dass sie sich von einer Pflegeberatung vor allem wünschen, in schwierigen Entscheidungssituationen Unterstützung und Hilfe zu erfahren. Die Einführung eines Angebotes zum Decision Coaching im Rahmen von Pflegeberatungen könnte also dazu beitragen, diese konkreten Erwartungen aufzugreifen und umzusetzen. Es würde somit ein ergänzendes Angebot zum Ausbau der bereits bestehenden Hilfsstrukturen geschaffen werden. Hierzu wäre es sinnvoll, Qualitätsinstrumente wie beispielsweise Leitlinien zu zentralen Versorgungskonzepten bzw. zur Entscheidungsfindung oder evidenzbasierte Patienteninformationen und Entscheidungshilfen zu entwickeln und einzusetzen.

5.6 Fazit

Die beschriebenen Entscheidungskonflikte machen deutlich, dass Patientinnen und Patienten von einem Decision-Coaching-Angebot profitieren können. Die bisherigen Modellprojekte haben gezeigt, dass pflegegeleitete Entscheidungsberatungen die Patientinnen und Patienten im Prozess der Entscheidungsfindung unterstützen können und auf diese Weise eine präferenzsensible Entscheidung getroffen werden kann. Pflegefachkräfte sind als Decision Coaches hierfür besonders gut geeignet, da sie von Patientinnen und Patienten sowie Angehörigen als kompetente Ansprechpartnerinnen und Ansprechpartner, auch in medizinischen Fragen, geschätzt werden. Insbesondere akademisch qualifizierte Pflegekräfte verfügen über evidenzbasiertes Wissen und sind in der Lage, sich dieses zu erschließen. Pflegefachkräfte nehmen bereits heute diese Rolle wahr und unterstützen Patientinnen und Patienten sowie Angehörige im Entscheidungsfindungsprozess und bei der Entscheidung im Hinblick auf die weitere Versorgung. Dementsprechend kommt ihnen eine bedeutende Rolle zu. Besonders in der ambulanten und stationären Langzeitpflege fungieren Pflegefachkräfte als Expertinnen und Experten, als Beraterinnen und Berater. Sie können Einfluss auf Entscheidungen nehmen und Entscheidungsprozesse begleiten und steuern. Deshalb ist es sinnvoll, dass Pflegefachkräfte zukünftig verstärkt die Partizipative Entscheidungsfindung von Patientinnen und Patienten sowie von Angehörigen unterstützen (und zwar sowohl im Hinblick auf medizinische als auch im Hinblick auf pflegerische Fragen) und sich ihnen hier ein neues Tätigkeitsfeld offeriert, welches bisher nur wenig in den Blick genommen wurde.

Lernaufgaben

1. Aus welchen Gründen spielt der Einbezug der Patientenpräferenzen in der Partizipativen Entscheidungsfindung eine wichtige Rolle?
2. Die Partizipative Entscheidungsfindung lässt sich nicht in allen Entscheidungssituationen gleich gut einsetzen. In welchen Situationen ist die Partizipative Entscheidungsfindung nicht angezeigt und warum?
3. Recherchieren Sie im Internet (unter den angegebenen Adressen) nach evidenzbasierten Entscheidungshilfen und beurteilen Sie diese im Hinblick auf ihre Eignung.
4. Decision Coaching ist ein Prozess, in dem Patientinnen/Patienten und/oder Angehörige strukturiert bei der Entscheidungsfindung begleitet werden. In welchen Prozessschritten sollte das Decision Coaching erfolgen?
5. Zur Unterstützung der Entscheidungsfindung können unterschiedliche Hilfsmaterialien eingesetzt werden. Welche Materialien kennen Sie und wie sind diese gekennzeichnet?

Reflexionsaufgaben

1. Im Fallbeispiel wird Frau E. von der behandelnden Ärztin nur kurz über die zur Verfügung stehenden Behandlungsmöglichkeiten aufgeklärt, obwohl sie sich eine größere Beteiligung an der Entscheidung gewünscht hätte. Überlegen Sie, wie Sie diesen Wunsch im interprofessionellen Team ansprechen könnten und welche Argumente Ihnen hierfür einfallen würden.
2. Im Fallbeispiel tritt eine häufige Situation im Hinblick auf die Entscheidungsfindung auf. Denken Sie darüber nach, welche Situationen Sie selbst schon erlebt haben. Gehen Sie den Gründen dafür nach und reflektieren Sie, welche möglichen Folgen dies für den weiteren Behandlungs- und Versorgungsprozess haben könnte.
3. Entscheidungskonflikte treten häufig dann auf, wenn zwei oder mehr Interventionen in Frage kommen und diese sowohl Nutzen als auch Schaden mit sich bringen können. Überlegen Sie, welche pflegerischen Situationen für die betroffenen Menschen einen Entscheidungskonflikt auslösen können.
4. Für die Beratung und das Decision Coaching sind besondere kommunikative Kompetenzen von Vorteil. Wie schätzen Sie ihre Fähigkeiten in der Kommunikation ein und was würde Ihnen helfen, diese zu verbessern?

Literatur

Angele S & Calero C (2019). Stärkung präventiver Potenziale in der Pflegeberatung. In: Bundesgesundheitsblatt, 62. Jg., Heft 3, 320–328

Berger-Höger B & Steckelberg A (2019). Decision Coaching durch spezialisierte Pflegekräfte. Umsetzung der informierten gemeinsamen Entscheidungsfindung in der Onkologie. In: Onkologische Pflege, 9. Jg., Heft 3, 55–60

Berger-Höger B & Steckelberg A (2019). Gemeinsam informiert entscheiden. Wie bezieht man Patientinnen und Patienten in die medizinische Entscheidungsfindung ein? In: KVH-Journal, 14. Jg, 7-8, 18–21

Berger-Höger B (2019). Entwicklung und Evaluation eines Programms zur Förderung von Informed Shared Decision Making: Decision Coaching durch spezialisierte Pflegefachkräfte in der Onkologie. Dissertation. Bremen: Universität Bremen.

Berger-Höger B, Liethmann K, Mühlhauser I & Steckelberg A (2017). Implementation of shared decision-making in oncology: development and pilot study of a nurse-led decision coaching programme for women with ductal carcinoma in situ. In: BMC Medical Informatics and decision Making, 17. Jg., Heft 1, 160

Bieber C, Gschwendtner K, Müller N & Eich W (2017). Partizipative Entscheidungsfindung (PEF) – Patient und Arzt als Team. In: Rehabilitation, 56 Jg. Heft 3, 198–213

Bulechek G M, Butcher H K, Dochterman J M, Wagner C M (2016). Pflegeinterventionsklassifikation (NIC). Bern: Hogrefe

Bundesministerium für Gesundheit (2020). Patientenrechte. (https://www.bundesgesundheitsministerium.de/themen/praevention/patientenrechte/patientenrechte.html Zugriff am 12.06.2020)

Bundesministerium für Gesundheit (Hrsg.) (2017). Nationaler Krebsplan. Handlungsfelder, Ziele, Umsetzungsempfehlungen und Ergebnisse. (https://www.bundesgesundheitsministerium.de/fileadmin/Dateien/5_Publikationen/Praevention/Broschueren/Broschuere_Nationaler_Krebsplan.pdf; Zugriff am 12.06.2020)

Bundesministerium für Gesundheit (Hrsg.) (2019). Rahmenplan Ressortforschung des Bundesministeriums für Gesundheit. Handlungsfelder und Schwerpunkte 2019–2022. (https://www.bundesgesundheitsministerium.de/fileadmin/Dateien/5_Publikationen/Ministerium/Broschueren/2019-07-BMG_Rahmenplan_bf.pdf; Zugriff am 12.06.2020)

Carpenito L J (2013). Nursing Diagnosis. Application to Clinical Practice. 14. Auflage, Philadelphia: Lippincott Williams & Wikins

Charles C, Gafni A & Whelan T (1999). Shared Decision-Making in the medical encounter: What does it mean? (or it takes at least two to tango). In: Social Science & Medicine, 44 Jg., Heft 5, 681–692

Coulter A (2019). Gemeinsame Entscheidungsfindung. Ein Überblick zum Stand der Umsetzung in neun Ländern. 1. Auflage. Gütersloh: Bertelsmann Stiftung

Doenges M E, Moorhouse M F, Murr A C (2018). Pflegediagnosen und Pflegemaßnahmen. Bern: Hogrefe

Englert N & Büscher A (2018). Partizipative Qualitätsentwicklung in der Pflegeberatung – PartiziQ. Wie gemeinsam mit Nutzerinnen und Nutzern Qualitätsanforderungen für die Beratung in der Pflege definiert werden können. In: Pflegewissenschaft, 20. Jg., Heft 3, 116–124

Florin J, Ehrenberg A & Ehnfors M (2006). Patient participation in clinical decision-making in nursing: a comparative study of nurses' and patients' perceptions. In: Journal of Clinical Nursing, 2006, 15 Jg., Heft 12, 1498-1508

Garvelink M M, Boland L, Klein K, Nguyen D V, Menear M, Bekker H L, Eden K B, LeBlanc A, O´Connor A M, Stacey D & Légaré F (2019). Decisional Conflict Scale Use over 20 Years: The Anniversary Review. In: Medical Decision Making, 39. Jg., Heft 4, 301–314

Grote-Westrick M, Haschke C & Palmowski S (2018). Gemeinsam entscheiden. Spotlight Gesundheit Bertelsmann Stiftung Nr. 4, 1–8

Halou A (2016). Forschung und Forschungsvorhaben im Nationalen Krebsplan. In: FORUM, 31. Jg., Heft 6, 468–472

Hauser K, Koerfer A, Kuhr K, Albus C, Herzig S & Matthes J (2015). Endpunktrelevante Effekte durch partizipative Entscheidungsfindung. In: Deutsches Ärzteblatt, Jg. 112, Heft 40, 665–671

Jull J, Köpke S, Boland L, Coulter A, Dunn S, Graham I D, Hutton B, Kasper J, Kienlin S M, Légaré F, Lewis KB, Lyddiatt A, Osaka W, Rader T, Rahn A C, Rutherford C, Smith M & Stacey D (2019). Decision coaching for people making healthcare decisions. In: Cochrane Database of Systematic Reviews, Heft 7, 1–14

Messer M (2013). Shared decision-making – Kein Thema für die Pflege? Ein internationaler Überblick. In: Pflegewissenschaft 15. Jg., Heft 5, 261–267

O´Connor A M (2006). Ottawa Decision Support to Address Decisional Conflict. Online verfügbar unter: https://decisionaid.ohri.ca/docs/develop/ODSF.pdf (Letzter Zugriff am 07.12.2019)

Ottawa Hospital (o.J.) Decision coaching using the Ottawa Personal Decision Guide (OPDG). Online verfügbar unter: https://decisionaid.ohri.ca/docs/decision_coaching_script.pdf (Letzter Zugriff 24.07.2020)

Prütz F, Seeling S, Ryl L, Scheidt-Nave T, Ziese T & Lampert T (2014). Welche Krankheiten bestimmen die Zukunft? In: B. Badura et al. (Hrsg.) Fehlzeiten-Report 2014. Heidelberg, Berlin: Springer

Rahn A C (2017). Nurse geleitetes Immuntherapie-Entscheidungscoaching für Menschen mit Multipler Sklerose (decision coaching in multiple sclerosis, DECIMS) – Entwicklung und Pilotierung einer komplexen Intervention. Dissertation. Bremen: Universität Bremen

Rahn A C, Köpke S, Backhus I, Kasper J, Anger K, Untiedt B, Alegiani A, Kleiter I, Mühlhauser I & Heesen C (2018). Nurse-led Immunotreatment DEcision Coaching In People With Multiple Sclerosis (DECIMS) - Feasibility Testing, Pilot Randomised Controlled Trial and Mixed Methods Process Evaluation. In: International Journal of Nursing Studies, 55. Jg., Heft 78, 26–36

Rahn A C, Köpke S, Kasper J, Vettorazzi E, Mühlhauser I & Heesen C (2015). Evaluator-blinded trial evaluating nurse-led immunotherapy DEcision Coaching In persons with relapsing-remitting Multiple Sclerosis (DECIMS) and accompanying process evaluation: study protocol for a cluster randomised controlled trial. In: Trials, 16 Jg., 106

Robert Koch-Institut (Hrsg.) (2015). Gesundheit in Deutschland. Gesundheitsberichterstattung des Bundes. Gemeinsam getragen von RKI und Destatis. Berlin: RKI

Rummer A & Scheibler F (2016). Informierte Entscheidung als patientenrelevanter Endpunkt. In: Deutsches Ärzteblatt 113. Jg., Heft 8, 322–324

Shepard H L, Barrat A, Trevena L J, McGeechan K, Carey K, Epstein R M, Butow P N, Del Mar C B, Entwistle V & Tattersall M H N (2011). Three questions that patients can ask to improve the quality of information physicians give about treatment options: A cross over trial. In: Patient Education and Counseling. 84. Jg., Heft 3, 379–385

Stacey D, Bennett C L. Barry M J, Col N F., Eden K B., Holmes-Rovner M & Thomson R (2011). Decision aids for people facing health treatment or screening decisions. Cochrane Database of Systematic Reviews, (10), CD001431.

Stacey D, Kryworuchko J, Bennett C, Murray M A, Mullan S & Légaré F (2012). Decision Coaching to Prepare Patients for Making Health Decisions: A Systematic Review of Decision Coaching in Trials of Patient Decision Aids. In: Medical Decision Making, 32. Jg., Heft 3, 22–33

Register

A

Adhärenz 30
Anleitung 87
Arbeitsfelder 20

B

Beratung 125
Beratungsprozess 127

C

Case Management 14
choice talk 27
Chronische Erkrankungen 16
Cognitve Apprenticeship 88
Compliance 65

D

Decision Aids 141
Decision Coaching 135, 145
decision talk 27
Decisional Conflict Scale 138
Disease-Management-Programme 64, 71

E

Edukative Maßnahmen 13
Edukative Tätigkeiten 19
Empowerment 66, 68
Entscheidungsfindungs-
    unterstützung 139
Evidence-Based-Nursing 23
evidenzbasierte
    Entscheidungshilfen 139

G

Gesprächstechniken 50
Gesundheitsförderung 38
Gesundheitskompetenz
– funktional 39
– interaktiv 39
– kritisch 39
Gesundheitskompetenz *Siehe* Health Literacy

H

Hamburger Verständlichkeits-
    konzept 51
Handlungseffizienzen 77
Handlungsergebniserwartung 77
Handlungsergebniserwartungen 80
Handlungskontingenz 77
Handlungspläne 112
Handlungsvalenz 77
HAPA-Modell 79
Health Action Process Approach 74
Health Literacy 14, 37–38, 44
Health Literacy Niveaus 44
HUGADO-Modell 129

I

Informierte gemeinsame
    Entscheidungsfindung 148
informierte partizipative
    Entscheidungsfindung 135

K

Komplexität von Pflegesituationen 21
Komplexitätsgrad 21

L

Logbuch Demenz 116

M

Mikroschulungen 86–87, 91–93
Modeling mit Metalog 90–91
Motivational Interviewing 117, 119, 121–123
– Ambivalenz 118
– Gesprächsstil 118
– Spirit 120
Motivationale Modelle 73

N

Nationaler Aktionsplan Gesundheitskompetenz 42

O

option talk 27

P

Partizipation 24
Partizipative Entscheidungsfindung 26, 66, 144
Patient Held Records 112
Patientenedukation 13, 21
Patienten-Informations-Zentren (PIZ) 54
Patientenlogbücher 112, 114–115
Patientenpräferenzen 22
Patientenrechte 140
Patientenschulung 79
Patientenschulungen 68, 72, 76
Pflegediagnose »Entscheidungskonflikt« 137
Problem Solving 29

R

Risikowahrnehmung 76

Rubikon-Modell 74

S

Schriftliche Informationen 110
Selbstbehandlung 17
Selbstbeobachtung 17
Selbstfürsorge 101
Selbstmanagement 67
Selbstwirksamkeitserwartung 78
Self-Care 101–103
– -Maintenance 105
– -Management 105–106, 108
– -Monitoring 105–106
– -Support 14, 100
Shared Decision Making 67, 139
Stoplight Action Plans 112
Strukturierte Patientenschulungen 14
Strukturierte Schulungsprogramme 62
Symptombeobachtung 17

T

Theorie mittlerer Reichweite 104

U

Unrealistischer Fehlschluss 76
Unrealistischer Optimismus 76

V

Vier-Stufen-Methode 88, 95
Volitionale Modelle 73

W

Wittener Liste 110